MON CAHIER KUNDALINI YOGA

OMBELINE DE LOUVIGNY

ILLUSTRATIONS
GUENIÈVRE SURYOUS (INTÉRIEUR)
ET ISABELLE MAROGER (COUVERTURE)

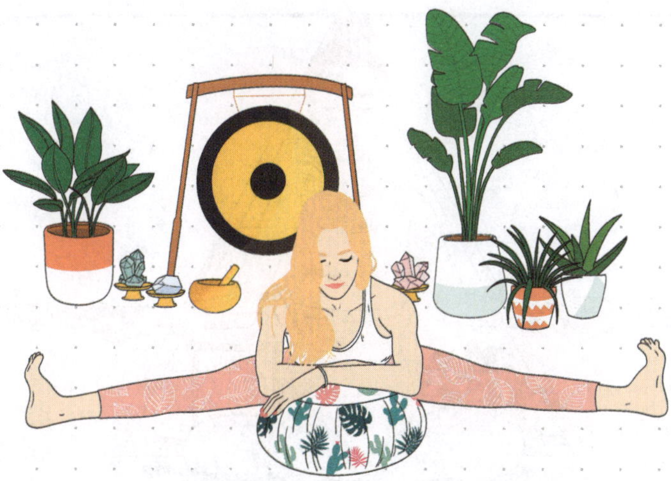

SOLAR EDITIONS

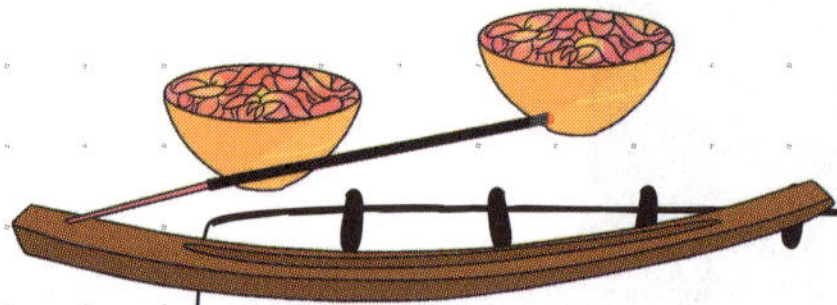

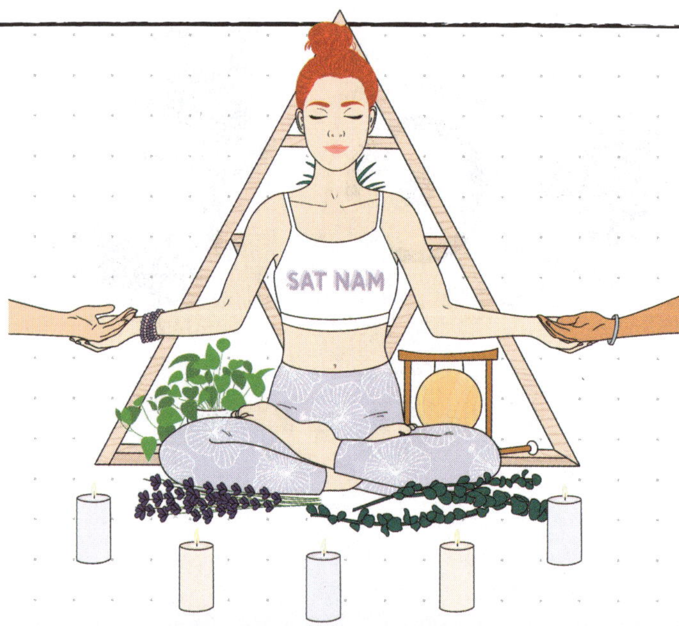
SAT NAM

INTRODUCTION

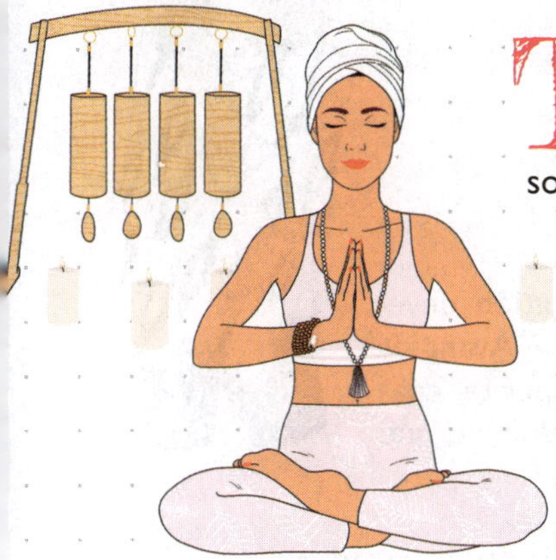

Très en vogue sur les réseaux sociaux et dans les salles, le yoga kundalini attire de plus en plus de pratiquants. On parle d'une véritable transformation de soi, un « reset global » qui apporte cool attitude, énergie et créativité, grâce à la libération de certains blocages physiques et émotionnels.

Cette approche du yoga est celle de l'éveil et de la libération contrôlée de la kundalini, l'« énergie vitale » dormante en chacun de nous, qui se loge à la base de la colonne vertébrale. Elle est représentée par un serpent endormi, enroulé sur lui-même. Quand ce serpent s'éveille à travers nos 7 chakras, l'énergie se déploie, des chakras inférieurs, qui concentrent les désirs les plus terrestres et matériels, vers les chakras supérieurs qui ouvrent à l'amour et à l'infini. En faisant circuler cette énergie, on reconnecte le corps au mental et à l'âme. On prend conscience de ses besoins véritables, de son plein potentiel, on accède à l'équilibre, au bonheur et au rayonnement personnel !

Un cours de kundalini, c'est la combinaison de tous les outils yogiques : enchaînements de postures dynamiques (asanas), respirations (pranayamas), chants de mantras, méditation, musique, relaxation, visualisation… C'est un yoga complet et structuré, associant modernité et valeurs traditionnelles d'authenticité et de vérité. Il est à la fois doux et puissant, accessible et bénéfique pour toutes. Sa pratique vient équilibrer les systèmes glandulaire et nerveux, produisant immédiatement un effet puissant sur le stress et l'anxiété.

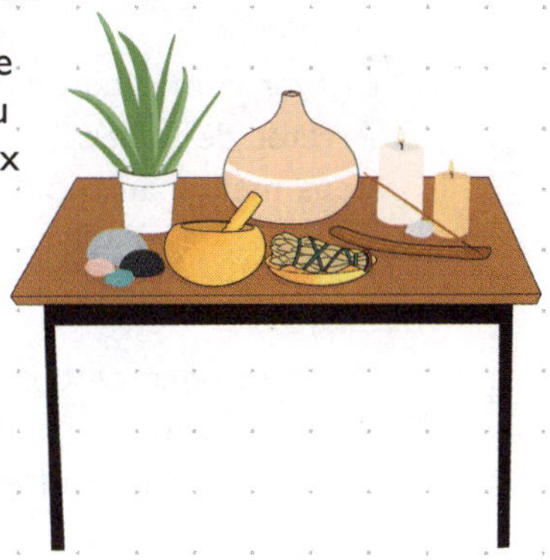

Le yoga kundalini est un outil merveilleux pour se sentir plus centrée et puissante. Intégrer à sa vie un lifestyle kundalini, c'est s'offrir au quotidien une véritable méthode body and mind permettant de mieux gérer ses émotions, renouer avec sa féminité, avoir confiance en son potentiel et réaliser ses désirs les plus fous. Bref, se sentir mieux dans sa tête et dans son corps !

Méditations guidées, astuces bien-être pour vous accompagner dans les différents moments de votre journée, tips ayurvédiques pour composer une assiette antistress, rituels yogiques… tous ces gestes vous mèneront à une transformation de tout votre être ! Prête pour les petits et grands changements ?

TEST

EST-CE QUE LE KUNDALINI YOGA EST FAIT POUR MOI ?

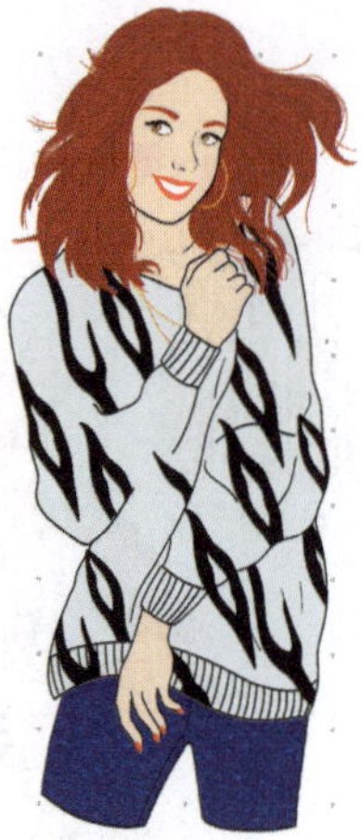

Une sérénité intérieure, des relations épanouies, une intuition développée, de l'abondance dans votre vie ? Tout cela à la fois ? Avant de commencer à chanter des mantras pour attirer à vous prospérité, épanouissement, bien-être et réussite, faites le test afin de savoir ce que peut vous apporter le kundalini yoga…

1. Quand vous pensez au yoga kundalini, ce qui vous vient en premier à l'esprit, c'est…

○ L'éveil de l'énergie spirituelle.

□ La recherche d'un mieux-être.

△ Le port d'un turban blanc.

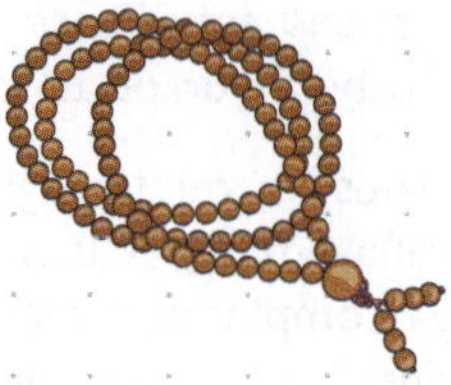

2. Votre grande résolution de l'année…

○ Essayer la méditation.

□ Arrêter de fumer.

△ Vous mettre au sport.

3. Vous souhaitez vous débarrasser de…

○ Votre manque de confiance en vous.

□ Vos angoisses.

△ Votre côté control-freak.

4. On dit de vous que vous êtes…

○ Généreuse.

□ Empathique.

△ Hyperactive.

5. Vous souhaitez développer…

○ Votre intuition.

□ La maîtrise de vos émotions.

△ Le lâcher-prise.

6. Ce qui vous gêne au quotidien…

□ Votre hypersensibilité.

○ Votre manière de vous alimenter.

△ Votre stress !

7. Pour vous, les vacances, c'est…

□ En groupe organisé. C'est bien plus simple quand c'est quelqu'un d'autre qui organise et que vous n'avez qu'à suivre le flow.

○ En dehors de la destination, vous n'avez rien booké, vous préférez effectuer votre voyage au gré des rencontres.

△ Une organisation militaire planifiée 6 mois à l'avance afin d'être certaine de ne pas être déçue et de ne pas perdre 1 minute de vos journées.

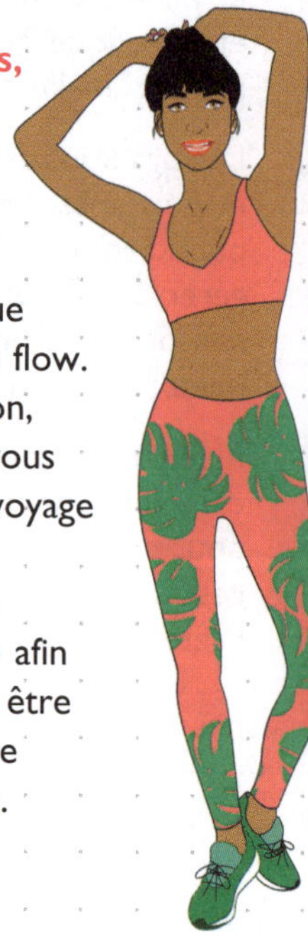

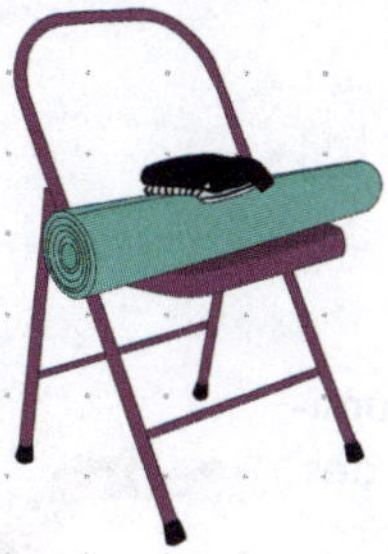

8. Le sport selon vous, c'est indispensable pour…

○ Galber votre silhouette et avoir plus de force et d'endurance.

□ Rééquilibrer les chiffres sur la balance après vos soirées mojitos.

△ Évacuer les tensions tout en vous faisant plaisir.

9. La veille d'un entretien…

○ Vous préférez ne pas y penser et vous allez dîner avec une copine pour vous changer les idées.

□ Vous êtes hyper inquiète, la boule au ventre, vous ne dormez pas de la nuit.

△ Vous passez plusieurs heures à relire des fiches que vous avez préparées sur l'entreprise afin de ne passer à côté de rien !

10. Avez-vous tendance à ressasser les mêmes pensées ?

○ Non, pour quoi faire ? Vous ne pouvez rien changer au passé, et vous verrez bien le futur quand vous y serez. YOLO !

□ Eh oui, au gré de vos émotions en dents de scie, c'est l'avenir qui vous paraît bien trop stressant, et vous passez votre temps à vous faire des scénarios catastrophe !

△ C'est votre quotidien ! Vous êtes incapable de lâcher prise. Vous passez la plupart de votre temps à vous demander pourquoi les choses se sont passées comme ceci et non pas comme cela…

FAITES LES COMPTES !

○	□	△

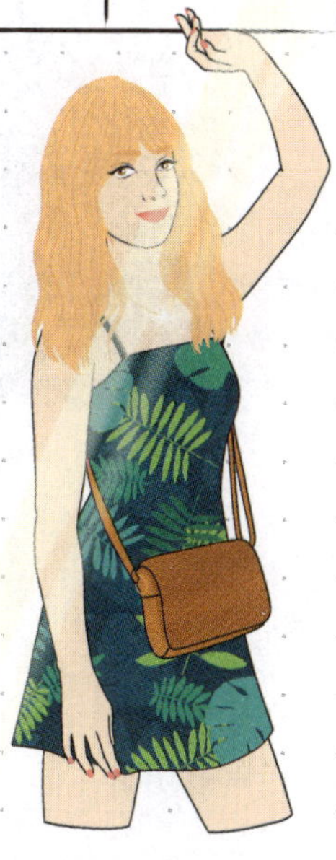

Vous obtenez un maximum de ○ : *votre objectif ?*
Développer votre intuition et gagner en confiance !

Dès que vous avez une minute de libre, vous filez tester un nouveau cours de yoga ou bien vous vous posez pour lire le dernier ouvrage d'un gourou spirituel. Vous avez plus d'une corde à votre arc afin de vous sentir alignée et en connexion avec vous-même. Néanmoins vous avez encore du mal à vous écouter car vous manquez parfois de confiance en vous.

➾ Explorez le programme spécifique « Éveil et transformation » alliant postures, méditation, activation des chakras et positive attitude pour apprendre à développer pleinement votre intuition (voir p. 74).

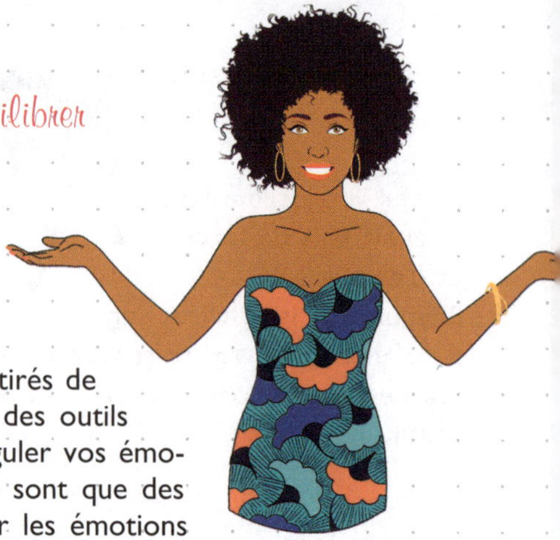

Vous obtenez un maximum de □ : *votre objectif ? Vous centrer ! Vous recherchez un yoga pour équilibrer vos émotions, vous apaiser...*

Il ne se passe pas une semaine sans que vous ruminiez des histoires passées ou que vous fassiez des suppositions infondées sur votre avenir. Votre nature angoissée vous joue des tours.

Grâce à ce cahier et à ses nombreux conseils tirés de la pratique du kundalini yoga, vous allez découvrir des outils pour reprendre le contrôle sur votre mental et réguler vos émotions. Vous allez vous libérer de vos peurs, qui ne sont que des illusions créées par votre esprit. Le programme sur les émotions (p. 74) est votre allié dans votre éveil transformateur. Vous n'allez pas vous reconnaître !

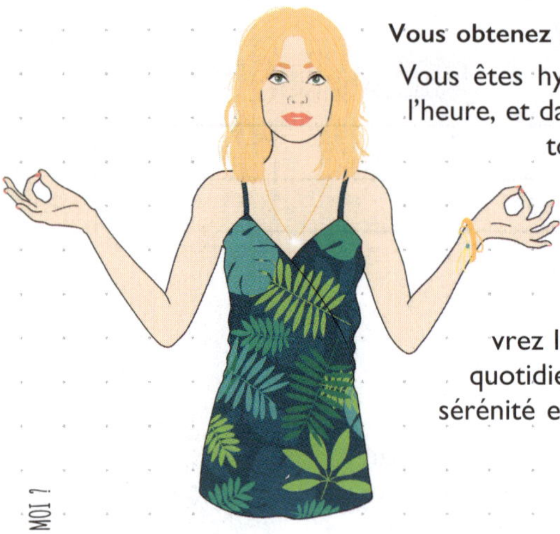

Vous obtenez un maximum de △ : *votre objectif ? Lâcher prise !*

Vous êtes hyper stressée ! Vous avez tendance à vivre à cent à l'heure, et dans cette course folle, vous vous oubliez ! Vous voulez tout contrôler. Résultat, vous êtes souvent déçue, ce qui vous agace, vous fait douter de vos capacités, et par conséquent vous fatigue. L'objectif numéro 1 ? Vous relaxer et vous recentrer.

Grâce à un programme no stress (p. 50), découvrez les tips à appliquer tout au long de la journée pour un quotidien feel good ! Faites rimer votre pratique de yoga avec sérénité et good vibes !

Chapitre 1

Le kundalini yoga, quèsaco ?

Kundalini est un ancien mot sanskrit qui fait de plus en plus parler de lui. C'est un yoga qui va au-delà du corps en venant toucher l'âme et l'esprit. Il fascine autant qu'il intrigue, car ceux qui le pratiquent ne cessent de vanter ses bienfaits, tout comme son pouvoir de guérison, de lâcher-prise et de transformation. Énergie, spiritualité, mysticisme, bien-être, connexion à son moi profond… sont autant de notions qui viennent à l'esprit sans que la plupart d'entre nous sachent parfaitement définir leur lien avec le kundalini yoga.

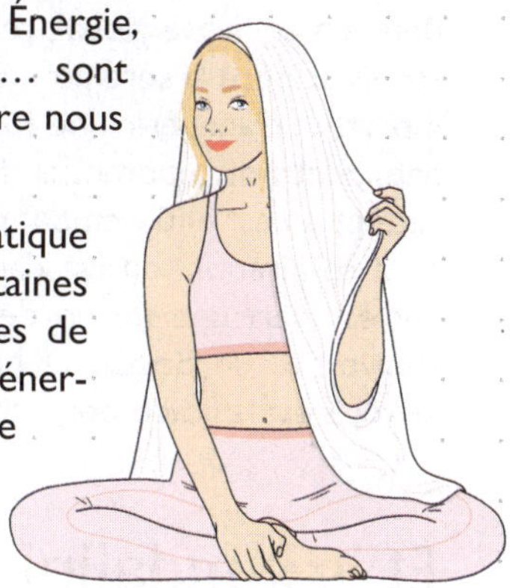

Et si on sortait du mystère, pour saisir vraiment ce qu'est cette pratique transformatrice ? À travers différentes postures, associées à certaines techniques de respiration, des chants de mantras, des exercices de visualisation et des méditations actives, ce yoga vient réveiller l'énergie kundalini, une énergie de vie colossale qui dort en chacune de nous. La pratique fait circuler cette énergie comme un serpent le long de notre colonne vertébrale… Prête pour cette grande aventure ?

Le yoga, une discipline body & mind venue d'Inde

Le terme *yoga* veut dire « assembler » ou « unir », cette discipline représente l'union du corps physique et de l'esprit.

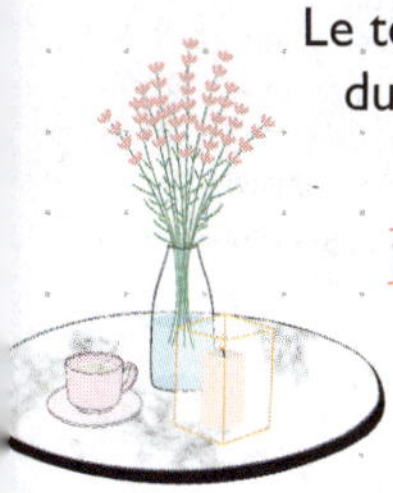

L'origine du yoga

Le premier ouvrage sur cette discipline est le *Yoga Sutra* de Patanjali, l'un des plus grands sages indiens, qui vécut au IIe siècle av. J.-C. Il découvre que le yoga améliore la santé physique et mentale et explique dans ses célèbres versets comment l'intégrer dans sa vie.

À quoi servent ces types de yoga pour les Occidentaux ?

Dans nos vies de citadins occidentaux stressés et surbookés, nous allons trop vite. Nous oublions de savourer l'instant au profit de l'efficacité et de la productivité. Nous axons aussi nos activités davantage sur le corps que sur l'esprit, en favorisant par exemple une activité physique pour se sculpter de jolies fesses au détriment d'une pratique plus spirituelle, à travers la méditation ou des exercices de respiration, qui permet de mieux se connaître, d'identifier ses besoins, de ralentir et de se sentir plus sereine. Le yoga a l'avantage de lier les deux !

Le yoga aujourd'hui

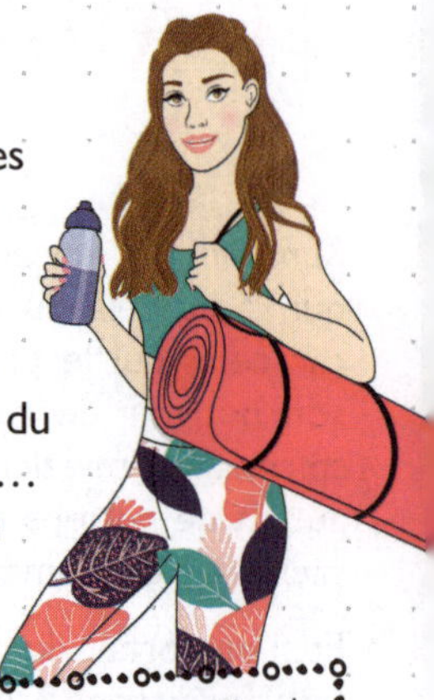

Le yoga est une pratique de la conscience pour rester en bonne santé. Les postures et les exercices de respiration visent à assouplir, renforcer le corps et réguler le flux de l'énergie vitale. Quel que soit le yoga que l'on pratique, on gagne une souplesse physique, qui amène au bout d'un certain temps au lâcher-prise et à la détente mentale. La pratique du yoga apporte donc un équilibre global, renforce la concentration, participe à la réduction du stress et offre la sérénité nécessaire pour prendre du recul sur le quotidien… Il permet d'acquérir une forme de sagesse en explorant nos besoins, notre nature et notre potentiel d'être humain. Pendant chaque séance de yoga, l'attention est entièrement dirigée sur l'instant présent, sur le corps et la respiration, on est dans « l'ici et maintenant », ce qui est déjà une forme de méditation. Une étude de l'université de Boston publiée en 2010 a montré que le yoga est efficace pour soulager l'anxiété.

« Le yoga crée l'équilibre entre le déséquilibre de la tête et du cœur, du corps et du mental, de l'âme et de la personnalité. » Yogi Bhajan, maître et créateur du kundalini yoga

Et le kundalini yoga alors, c'est quoi ?

De l'Orient à l'Occident

Né dans le nord de l'Inde, il y a des milliers d'années, le kundalini yoga était à l'origine transmis uniquement dans les familles royales sikhs. Ce yoga, appelé à l'époque « raja yoga » ou « yoga royal », était réservé à la noblesse et à l'élite et était considéré comme la « voie royale » vers l'épanouissement de la conscience.

Avec environ 22 millions de fidèles à travers la planète, le sikhisme est la cinquième religion au monde. La majorité des sikhs vivent au Pendjab, au nord de l'Inde, leur terre d'origine. Mêlant les théories hindoues du karma et de la transmigration des âmes, le sikhisme prêche une vie intègre et invite à vivre de manière fraternelle et généreuse. Pour les fidèles du sikhisme considérant que Dieu est à la fois supérieur à toutes choses et qu'il réside dans toutes choses, la recherche de l'union avec ce dernier est primordiale.

Yogi Bhajan, un maître des Temps modernes

Le kundalini yoga a été introduit en Occident par Yogi Bhajan, un maître yogi indien, d'origine sikh. Dans les années 1940, celui-ci servait tous les matins au Temple d'or, l'édifice le plus sacré des sikhs, situé au cœur de la ville d'Amritsar, au Pendjab, dans le nord-ouest de l'Inde. Il eut une vision spirituelle dans laquelle il aperçut Guru Ram Das, l'un des plus grands gourous de la religion sikh, qui vécut au XVIe siècle. Dans sa vision, Guru Ram Das lui demandait d'amener le yoga à l'ouest afin de venir en aide aux Occidentaux de plus en plus touchés par des

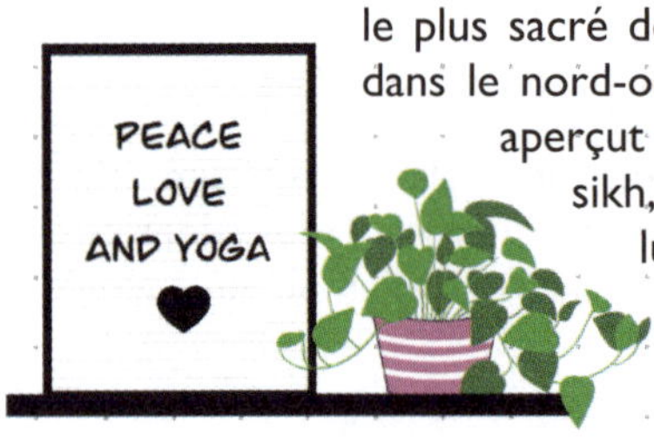

maux psychologiques et un mal-être grandissant (dépression, perte de repères, drogues, insécurité…).
Ainsi, Yogi Bhajan quitta l'Inde et s'installa en 1969 à Los Angeles, où il fonda une école et une communauté de yogis, d'abord pour aider les hippies à sortir de leurs différentes addictions. Il devint par la suite une référence dans l'enseignement du yoga à travers le monde et un maître incontesté de la discipline.

Quelles différences entre le kundalini et les autres yoga ?

Le yoga kundalini est parfois considéré comme le « yoga originel », en ce sens qu'il réunit dans sa pratique toutes les autres formes de yoga. Un cours est une combinaison de tous les outils yogiques : des respirations et « kriyas » – des techniques de purification complètes destinées à nettoyer le corps et l'esprit de l'intérieur, en évacuant les toxines tant physiques que mentales –, des postures fixes ou dynamiques, des chants, des méditations, la répétition scandée de syllabes sacrées (comme le mantra Ôm), de la musique…

La kundalini, une question d'énergie

Kundalini signifie « conscience ». L'énergie kundalini est considérée dans la culture indienne comme la source de la vie. Elle se loge à la base de la colonne vertébrale. Elle est dormante en chacune de nous, mais il est possible de la réveiller grâce à la pratique du yoga kundalini. En réveillant cette énergie, on vient reconnecter le corps au mental et à l'âme. Les effets directs sont un sentiment d'apaisement, de sérénité, un regain d'énergie et des idées plus claires sur ce qui nous convient vraiment dans la vie. Le kundalini est un yoga très puissant, dont les effets transformateurs apparaissent très rapidement, parfois dès la première séance. La pratique permet donc de se recentrer en chassant l'angoisse et l'anxiété.
Cette énergie libère les nœuds énergétiques et autres blocages physiques qui peuvent se loger dans le corps. Elle vient circuler comme un serpent à travers nos 7 chakras, nos centres d'énergie (voir tableau ci-après) situés le long de notre colonne vertébrale, invisibles à nos yeux mais essentiels à la circulation de notre énergie. La kundalini s'élève des chakras inférieurs qui concentrent les désirs les plus terrestres et égocentriques pour se diriger vers les chakras supérieurs ouvrant à l'amour et à l'infini.

L'éveil de l'énergie vitale en soi

Le but de l'élévation de l'énergie kundalini est de parvenir à accéder à un niveau constant de bien-être et de sagesse. Cette énergie est un outil merveilleux pour affronter les obstacles de la vie avec calme et sérénité, et rester maîtresse de son navire, quelles que soient l'intensité des émotions et les situations que nous traversons.

Les chakras : qu'est-ce que c'est ?

Les 7 principaux chakras représentent différents points dans notre corps où l'énergie se rassemble et circule. Ils ressemblent à de petits vortex, ou entonnoirs énergétiques invisibles. Ils sont comme des « fenêtres de conscience » à travers lesquelles on voit le monde.

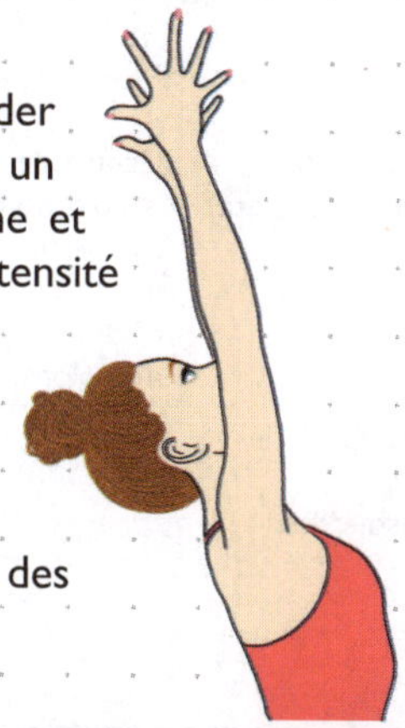

L'ouverture, ou l'activation, de chaque chakra par l'énergie kundalini peut être perçue comme l'éveil de la conscience, le développement de l'intuition et la paix intérieure. Chaque chakra est lié à une ou des émotions spécifiques.
Les trois premiers chakras, appelés parfois le « triangle inférieur », sont connectés aux besoins physiques du corps et de la vie. Les quatre autres, ou le « triangle supérieur », influent sur notre conscience spirituelle et universelle.

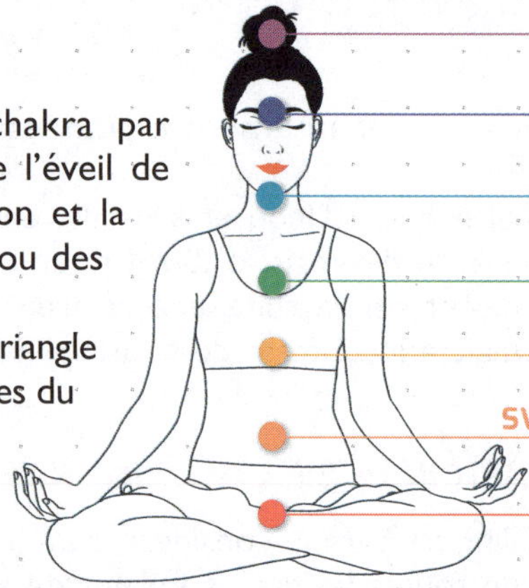

NOM DU CHAKRA	EMPLACEMENT	ORGANES, NERFS, GLANDES ASSOCIÉES	CARACTÉRISTIQUES D'UN FONCTIONNEMENT CORRECT	CARACTÉRISTIQUES D'UN DYSFONCTIONNEMENT
Chakra racine ou coccygien (Muladhara)	Périnée (entre le sexe et l'anus).	Organes d'élimination (rectum, anus, vessie…).	On a confiance en soi, on se sent en sécurité dans la vie. Nos fonctions d'élimination (foie, estomac…) sont saines.	Peurs à propos des aspects matériels de la vie (argent, affection, travail…). Parfois problème au niveau de la sexualité, obsessions. Problèmes d'élimination (sujet à la constipation, ne transpire pas bien…).
Chakra sacré (Svadhishthana)	Les organes sexuels.	Organes sexuels, reins, vessie. Glandes reproductrices.	On a une attitude généralement positive, on fait preuve de patience, créativité, on a des relations responsables.	Stress permanent ou prolongé, émotions rigides, culpabilité.
Chakra du plexus solaire (Manipura)	Le nombril, le plexus solaire.	Nombril, foie, vésicule biliaire, rate, organes digestifs, pancréas. Glandes surrénales.	C'est le centre du pouvoir personnel et de l'engagement, qui offre une bonne estime de soi et une bonne connaissance de son identité (qui je suis), une faculté de jugement juste.	Colère, avidité, honte, désespoir, exubérance, recherche d'énergie dans les drogues ou les stimulants, on voit des obstacles partout, manque de force et de spontanéité, on refuse ses propres envies et émotions. Problèmes digestifs, douleurs dans le foie, la vésicule biliaire et le pancréas.
Chakra du cœur (Anahata)	Centre de la poitrine, au niveau du sternum et des mamelons.	Cœur, poumons. Thymus.	Compassion, bonté, pardon, service, amour, reconnaissance et compréhension de ces qualités, éveil à la conscience.	Chagrin, attachement, fermeture à l'entourage, on se sent facilement blessé, dépendant de l'amour et de l'affection des autres.
Chakra de la gorge (Vishuddha)	Gorge.	Gorge, trachée, vertèbres cervicales. Glande thyroïde.	Bonne communication, authenticité, saine expression de soi et interaction avec les autres qui les inspire.	Léthargie, faiblesse dans les capacités d'expression et de description, timidité, problèmes de voix, insécurité, peur des avis et du jugement des autres. Problèmes de gorge, de thyroïde ou au niveau du cou.

NOM DU CHAKRA	EMPLACEMENT	ORGANES, NERFS, GLANDES ASSOCIÉES	CARACTÉRISTIQUES D'UN FONCTIONNEMENT CORRECT	CARACTÉRISTIQUES D'UN DYSFONCTIONNEMENT
Chakra du 3e œil (Ajna)	Centre des sourcils.	Cerveau. Glande pituitaire (ou hypophyse).	Intuition, clairvoyance, visualisation, concentration et détermination.	Confusion, dépression, rejet de la spiritualité, trop d'intellectualisation.
Chakra couronne (Sahasrara)	Sommet du crâne.	Cerveau. Glande pinéale (ou épiphyse).	Connexion au soi supérieur, à plus grand que soi, à l'univers.	Chagrin, sentiment d'être séparé de l'existence et de l'abondance, peur de la mort.
Chakra de la radiance (l'aura)	Champ électro-magnétique.	Champ électro-magnétique.	Tous les effets de tous les chakras.	Timidité, on se met constamment en retrait, vulnérabilité.

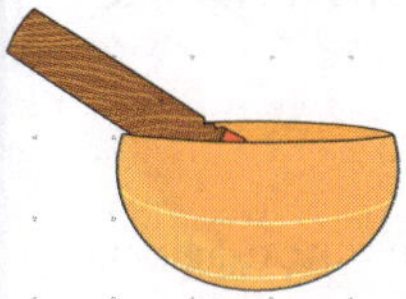

Un yoga pour s'éveiller

Le kundalini yoga est une technique spirituelle puissante, qui génère un pouvoir de transformation focalisé, rapide et efficace. Nous sommes nés avec ce potentiel et les techniques de kundalini yoga vont vous montrer comment y accéder. Le fait de réaliser certaines postures durant plusieurs minutes débloque des nœuds énergétiques dans le corps, provoquant de grandes prises de conscience et préparant à l'état méditatif. La méditation est la porte d'accès vers un niveau plus élevé de votre conscience.

Un yoga pour reconnecter son cœur, sa tête et son esprit

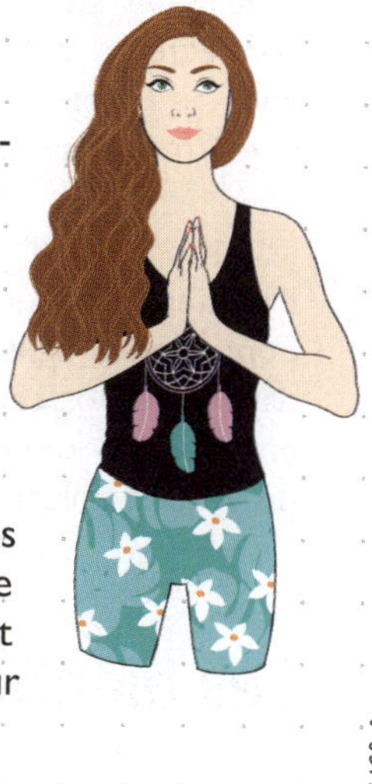

Dans nos sociétés occidentales, nous sommes la plupart du temps uniquement connectés à notre corps et à notre mental. Notre ego a pris toute la place ! L'ego désigne la représentation et la conscience limitée que l'on a de soi-même. Lorsqu'il est focalisé uniquement sur la satisfaction de nos désirs, notre ego est considéré comme une entrave à notre développement personnel (notamment en spiritualité). Car nous oublions à son profit notre esprit (ou notre âme) qui est l'énergie de conscience latente présente en chacun de nous. Elle représente nos valeurs profondes. Le yoga kundalini permet de prendre conscience que nous sommes une structure en trois parties avec un corps, un mental, un esprit (ou une âme). Avoir conscience des trois et prendre soin des trois aspects, c'est retrouver l'équilibre, le bonheur, l'épanouissement et la santé sur tous les plans.

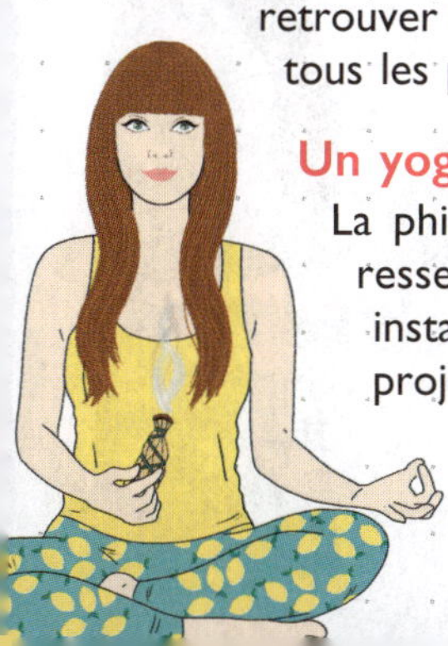

Un yoga pour apaiser son mental

La philosophie indienne considère que l'être humain n'a pas été créé pour ressentir des peurs, du stress, de l'angoisse ou de la nervosité à chaque instant. C'est à la suite de nos histoires passées que notre mental crée des projections négatives.

Une part importante du kundalini yoga sert à développer un mental neutre, c'est-à-dire une position d'observateur qui évalue ce que vous

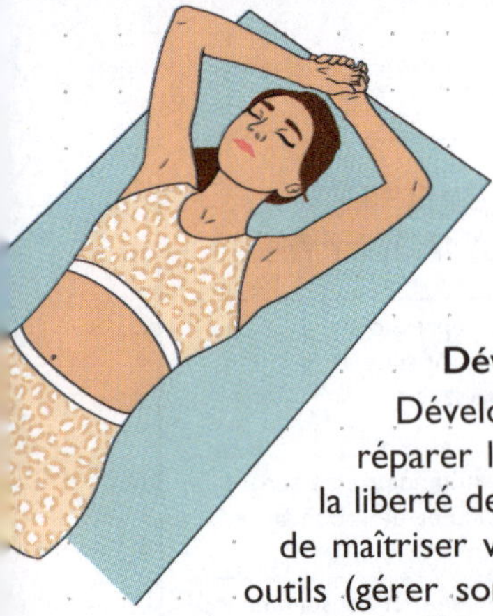

envoient votre mental négatif et votre mental positif et vous pousse à réagir en conséquence. Il a une qualité très intuitive, et donne les directives pour l'action juste et la prudence, fondées sur les besoins de votre âme. Il se traduit par votre ressenti.

Développer un « mental neutre »

Développer un bon mental neutre permet d'effacer de vieux schémas, de réparer les bugs autodestructeurs nés de l'agitation du mental et de retrouver la liberté de faire des choix pour répondre à ses besoins profonds. Il vous permet de maîtriser vos émotions. Cela implique que vous puissiez les utiliser comme des outils (gérer son stress, suivre son instinct, dépasser ses peurs…). Avec un mental neutre, vous affrontez chaque défi de votre vie en étant centrée et alignée, et vous savez qu'après l'adversité viennent le calme et le beau temps. Ainsi, vous préservez votre énergie en restant positive. Le kundalini yoga vous apprend à contrôler votre énergie dans n'importe quelle situation de façon sereine.

Un yoga qui reconnecte à son intuition !

En venant calmer le bruit de votre mental et en laissant la place au silence et au « non-agir », vous accédez à votre intuition. Selon les maîtres du Kundalini, la méditation, les postures, les techniques de respiration, les chants de mantras, etc. amènent l'énergie du système glandulaire à se combiner à celle de votre système nerveux. Cette combinaison entraîne une telle sensibilité que votre cerveau tout entier reçoit des signaux (des ondes vibratoires spécifiques émises par le son, la respiration…) et les intègre. En réalité, vous êtes toujours connectée à votre intuition. Elle fait partie de vous (comme de chaque être humain), et si vous ne l'entendez pas toujours, c'est que votre mental – connecté à vos peurs, à vos désirs, à vos mécanismes anciens, à votre ego – fait beaucoup trop de bruit !

Un yoga pour réaliser tout son potentiel

La science a démontré que nous n'activons que 3 % de notre cerveau. Nous sommes donc limités dans notre vision de la vie, nos croyances. Le yoga kundalini permet d'utiliser davantage nos capacités, que ce soit en termes d'énergie, d'intelligence ou de créativité. La pratique du kundalini yoga vous entraîne ainsi à venir puiser dans les 97 % restant de votre cerveau !

Les bienfaits du kundalini yoga

Sur le corps

- Il maintient tous les systèmes fonctionnels du corps en bonne santé (prévention des maladies).
- Il rend le corps plus souple et plus mobile.
- Il réduit les tensions musculaires.

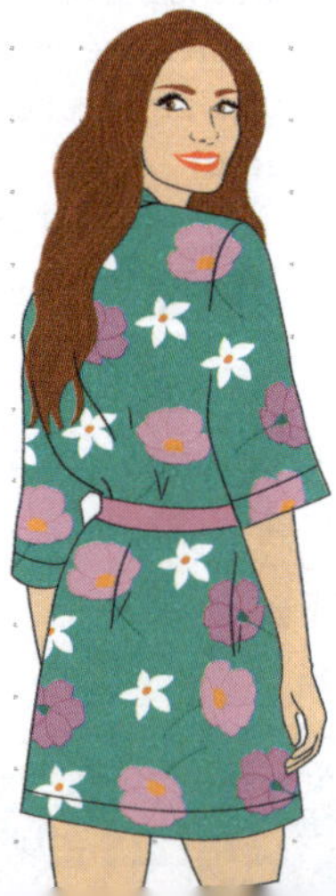

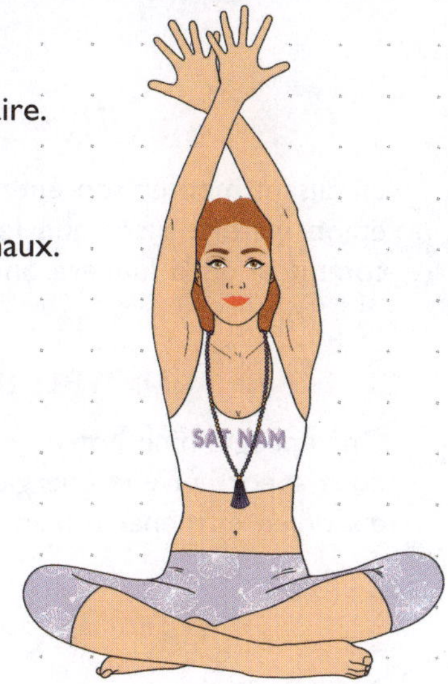

- Il fortifie et apaise le système nerveux et le système glandulaire.
- Il améliore la qualité du sommeil.
- Il fluidifie la circulation des énergies et du sang.
- Il peut aider à réguler les problèmes de thyroïde ou hormonaux.

Sur l'esprit

- Il rééquilibre les émotions.
- Il apaise angoisse et anxiété.
- Il développe l'intuition et un esprit positif.
- Il aide à mieux gérer les difficultés psychologiques.
- Il stimule la créativité.
- Il apporte la paix intérieure.
- Il apporte vivacité et clarté d'esprit.
- Il renforce la concentration.
- Il aide à être plus centré, plus à l'écoute de soi-même et des autres.
- Il permet d'être plus authentique, et d'assumer qui on est en toute situation.
- Il permet de réaliser son plein potentiel.

10 bonnes raisons de pratiquer le kundalini yoga

1. C'est accessible à tout le monde !

Tout le monde peut pratiquer, pas besoin d'être souple, d'être une initiée, d'avoir déjà fait du yoga… Il suffit d'être ouverte d'esprit et prête à tenter l'expérience.

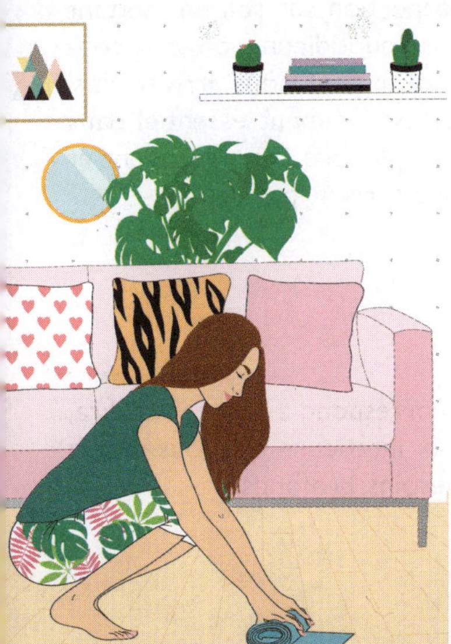

2. C'est super énergisant !

Les différentes techniques de respiration apaisent et apportent au corps de la chaleur et de l'énergie. Pour avoir la pêche toute la journée, il est recommandé de pratiquer le matin. On évite la pratique tard le soir qui empêche de dormir.

3. C'est une pratique qui reconnecte le corps et l'esprit

La pratique du kundalini permet de diminuer certaines émotions envahissantes (colère, peurs…). On libère son mental des histoires passées dont on n'a parfois même pas conscience et qui nous enferment dans des schémas répétitifs et sclérosants.

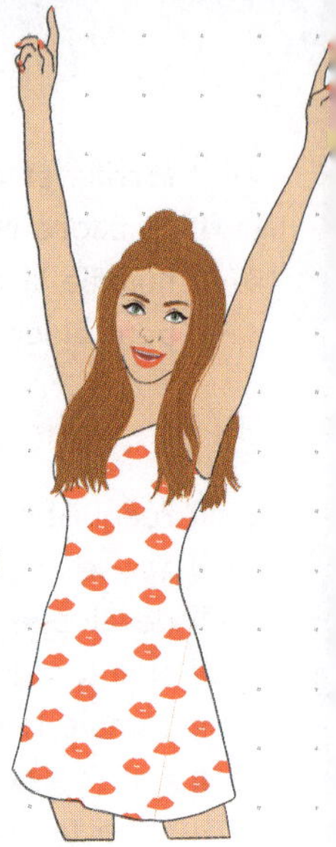

4. C'est le meilleur moyen de se sentir lumineuse !

En faisant monter son énergie vibratoire, on éloigne les énergies négatives et on n'attire à soi que le positif. On a le sentiment d'être rayonnante, comme si de la lumière émanait de nous. *Good vibes only !*

5. C'est le moyen de purifier nos pensées

On reprogramme notre cerveau et notre inconscient avec des mantras qui nous apportent une énergie vibratoire positive et stimulante pour vivre au quotidien et mener à bien nos projets !

6. C'est une baguette magique antistress !

Au-delà de l'apaisement instantané, la pratique permet sur le long terme de trouver la sérénité et d'apprendre à ne pas se laisser submerger par les émotions.

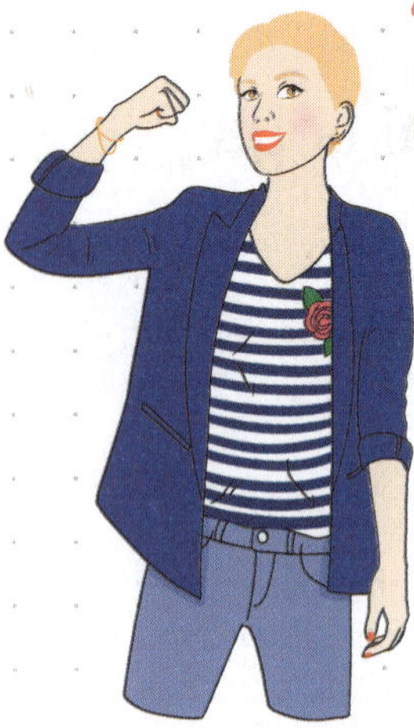

7. C'est un booster de confiance en soi !

Pour prendre soin de soi et développer son authenticité, on apprend à lâcher les choses qui ne nous correspondent plus. Tel un serpent, on va s'alléger de nos vieilles couches de peau et ainsi muer vers la meilleure version de nous-même.

8. C'est une façon de se connecter à son soi profond

En pratiquant, on fait un vrai travail d'introspection sur soi. En mettant son cerveau en mode pause, loin de l'agitation quotidienne, on se reconnecte à quelque chose de plus grand que soi. Il peut nous arriver ainsi de grandes prises de conscience sur ce qui est vraiment essentiel dans notre vie. On se recentre alors sur les choses qui nous correspondent et on abandonne plus facilement celles qui ne nous servent pas.

9. C'est imparable pour développer son intuition et apprendre à s'écouter

En stimulant le 3e œil, le point situé entre vos deux sourcils qui correspond à votre 6e chakra, vous développez votre intuition, vous écoutez votre petite voix intérieure qui vous aide à faire les bons choix, et répondez ainsi plus facilement à vos besoins profonds.

10. C'est la clé magique pour attirer à soi abondance et prospérité

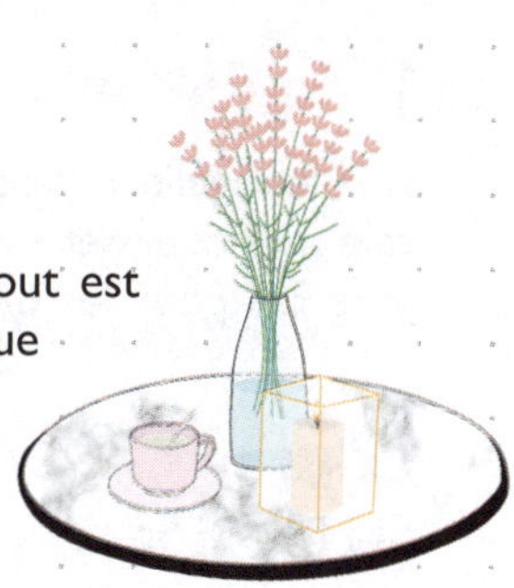

La pratique du yoga kundalini va vous faire prendre conscience que tout est connecté et que tout est une histoire d'énergie. Vous allez réaliser que pour recevoir ce dont vous avez besoin, il faut savoir poser des intentions. Le kundalini va vous donner les clés et les outils pour mettre en action la loi de l'attraction.

Les 10 piliers du kundalini yoga

1. Je respire

Je prends conscience de mon souffle. Je m'apaise et je développe un état d'esprit méditatif.

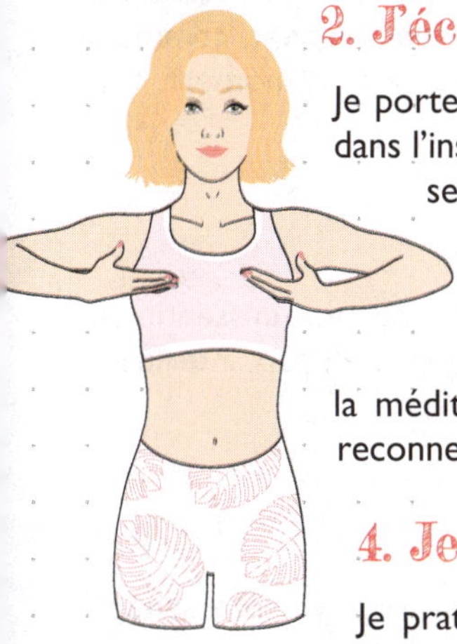

2. J'écoute mon corps

Je porte une attention à mon corps et à mon ressenti. Quel est sa vitalité dans l'instant, ses possibilités, ses limites ? Le yoga, c'est également connaître ses propres limites sans se comparer aux autres.

3. Je suis à l'écoute de mes besoins

Je crée un lien conscient entre mon corps et mon esprit lors de la méditation et tous les autres exercices de kundalini yoga afin de me reconnecter à moi-même et de me centrer sur mes véritables besoins…

4. Je reste concentrée

Je pratique les yeux fermés, ainsi je suis entièrement tournée sur mes ressentis.

5. Je m'ancre dans l'instant présent

J'apprécie chaque seconde de ma pratique. Je prends conscience que le passé n'existe plus, le futur pas encore. Je me centre dans l'instant.

6. Je lâche prise

Lors des cours en groupe, je pratique les yeux fermés, je ne me compare plus aux autres. Pour aller plus loin, je m'appuie sur les programmes de ce cahier afin de créer mes rituels et kriyas à la maison et je me fais confiance !

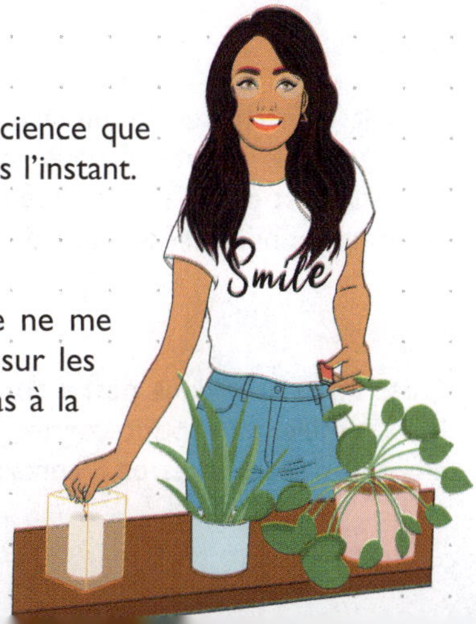

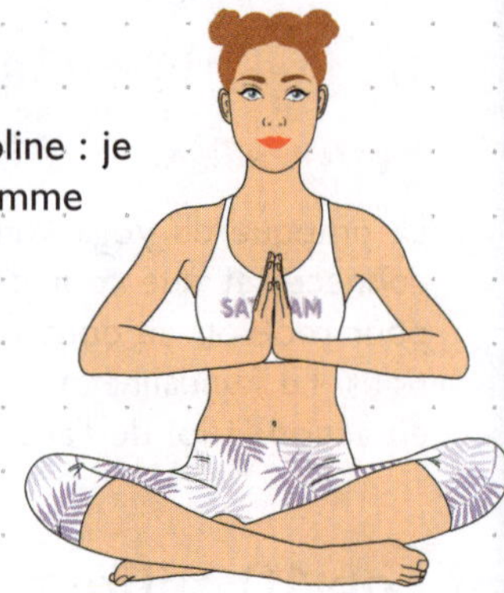

7. Je donne la priorité à mon bien-être

Je suis régulière dans ma pratique et j'ose suivre une certaine discipline : je cale mes cours et mes sadhanas (les pratiques) dans mon agenda comme je le fais pour les dîners avec mes copines…

8. Je me laisse porter par la musique et les mantras

La vibration sonore apaise mon système nerveux, m'apporte instantanément un sentiment profond de sérénité et de connexion à moi-même.

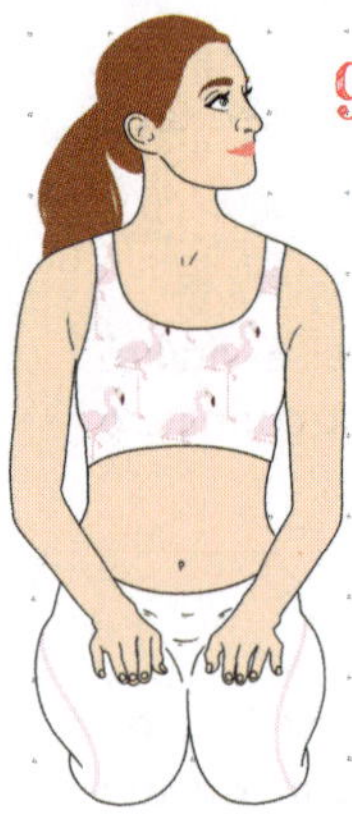

9. Je fais le plein d'ondes positives

En pratiquant la méditation quotidiennement, de bonnes habitudes se mettent en place dans ma vie. Mes émotions enfouies dans mon subconscient, comme la peur, l'inquiétude, se dissipent… Je fais de mon mieux à tout moment, tout en m'écoutant et en me faisant confiance.

10. Je me remercie de ma pratique

Je m'honore d'avoir pris ce temps pour moi, je développe ainsi un sentiment de gratitude et de bienveillance envers moi-même et gagne en paix intérieure.

Parlez-vous le kundalini yoga ?

Petit lexique indispensable pour décoder le vocabulaire du kundalini yoga et vous sentir à l'aise dans cet univers qui s'ouvre à vous !

Aura

Il s'agit d'un champ de lumière invisible qui entoure le corps de chaque être humain. Il le protège de la négativité. Plus son rayonnement est important, plus le taux vibratoire de la personne est élevé. La pratique du kundalini permet de renforcer l'aura. Il est lié au 8e chakra qui interconnecte l'être humain avec l'univers.

Chakra

C'est un centre dans notre corps où l'énergie se rassemble et circule. Il ressemble à un petit vortex, ou un entonnoir. Il est lié à certaines émotions spécifiques et à certains organes (voir tableau p. 10).

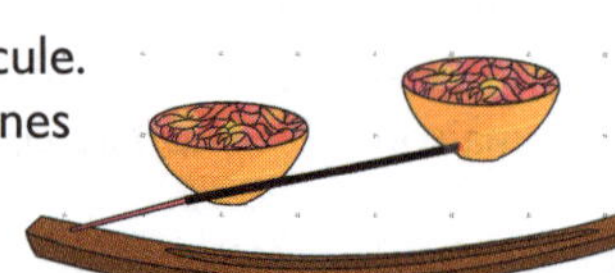

Karma

La loi de cause à effet, dogme central de l'hindouisme, du bouddhisme, selon lequel la destinée d'un être vivant et conscient est déterminée par la totalité de ses actions passées, dans ses vies antérieures.

Kriya

Ce sont des techniques de nettoyage destinées à purifier le corps et l'esprit de l'intérieur en se débarrassant des toxines tant physiques que mentales. Un kriya se compose de postures de yoga, de chants, de méditations et de respirations spéciales.

Kundalini

Cette énergie représente le potentiel créatif et divin de l'individu. Elle repose, latente, à la base de la colonne vertébrale et peut être activée.

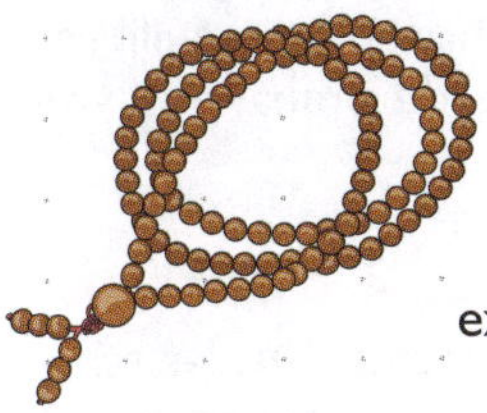

Mantra

C'est une formule condensée, formée d'une seule syllabe ou d'une série de syllabes, répétée sans cesse sur un certain rythme, dans un exercice de méditation.

Nadis

Au nombre de 72 000, ce sont de petits tuyaux qui parcourent notre corps physique, véhiculent nos énergies et forment les chakras aux endroits où ils se croisent. On parle de canaux énergétiques. Ils peuvent être comparés aux méridiens de l'acupuncture dans la médecine traditionnelle chinoise.

Prana

C'est le souffle vital qui nous traverse et nous anime ; il circule dans tout ce qui existe. C'est ce qui rend la vie possible au niveau matériel. Le prana régule toutes les fonctions physiques. La maladie perturbe ou bloque le flow du prana.

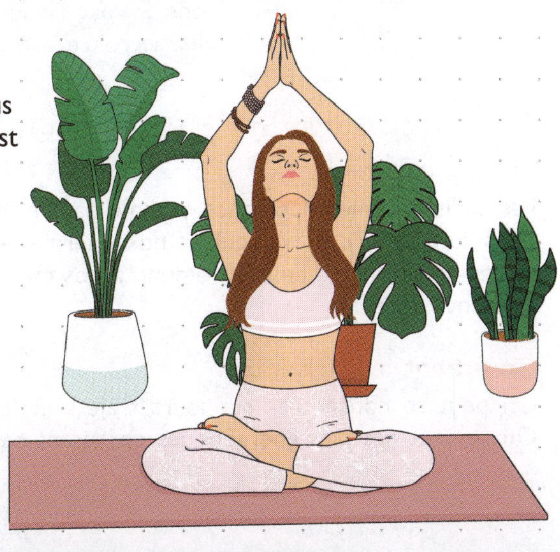

Sadhana

Littéralement, cette notion se traduit par « le moyen d'accomplir quelque chose ».

Il s'agit d'avoir une pratique régulière, une habitude de vie, une discipline afin d'apprendre quelque chose chaque jour. Une discipline quotidienne est le point central de toute pratique spirituelle. « Vous faites la sadhana pour vaincre votre paresse, votre ego, avec l'essence de votre engagement », enseigne Yogi Bhajan.

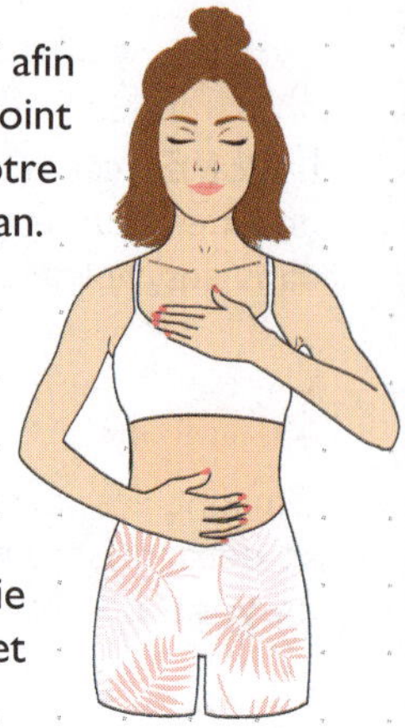

Le pouvoir de la respiration yogique

La force vitale, ou l'énergie de l'univers ou « prana », permet d'éveiller la kundalini lorsqu'elle circule correctement par les nadis (les canaux d'énergie de notre corps subtil), en équilibrant les chakras et en ramenant l'esprit et le corps à un état de bien-être.

La science de la respiration

Le contrôle conscient de la respiration est une partie essentielle de la pratique yogique. Le kundalini yoga s'appuie sur un large éventail de techniques de respiration pour équilibrer les énergies, modifier, apaiser et guérir le corps et l'esprit. La pratique du pranayama vise à harmoniser et à augmenter nos énergies dans nos nadis.

Les effets du souffle sur le corps et le psychisme

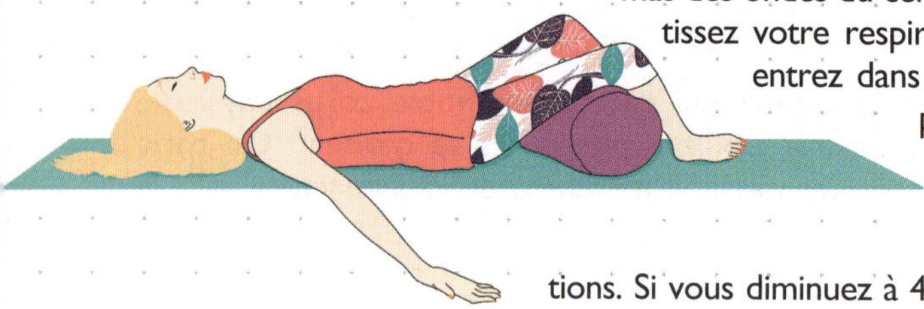

La respiration rythmée induit des changements dans les schémas des ondes du cerveau qui sont bien connus. Si vous ralentissez votre respiration à 8 respirations par minute, vous entrez dans un état méditatif ; au rythme de 6 respirations par minute, la glande pituitaire est stimulée. Elle est l'agent de liaison entre le système nerveux et le système endocrinien qui régule nos émotions. Si vous diminuez à 4 respirations par minute ou moins, vous allez accroître votre sensibilité corporelle et votre clarté visuelle.

Comment circule l'énergie dans le corps ?

Le rôle des nadis

Les nadis ont une importance capitale dans notre vie sans que l'on s'en rende compte (voir définition, p. 17). Ils véhiculent nos énergies subtiles qui vont permettre à nos fonctions vitales de se mettre en mouvement, à nos émotions d'émerger, à nos mécanismes de survie de s'enclencher…

Comment les ressentir ?

On peut se concentrer sur leurs trajets et les visualiser comme des boules de lumière. On ressent des pics énergétiques en faisant par exemple des exercices de respiration. On peut aussi s'entraîner à verrouiller son chakra racine à la fin d'une posture (cela s'appelle « *mula bandha* » en sanskrit, ce qui se traduit par « verrou », c'est-à-dire qu'on contracte très fort anus, sexe et périnée tout en rentrant le nombril). En même temps, on retient l'air quelques instants dans ses poumons, puis on relâche la contraction du périnée et on expire l'air de ses poumons. C'est au moment où on relâche l'énergie après l'avoir contenue qu'on peut sentir ses nadis (ou canaux d'énergie) dans lesquels circule l'énergie dans son corps.

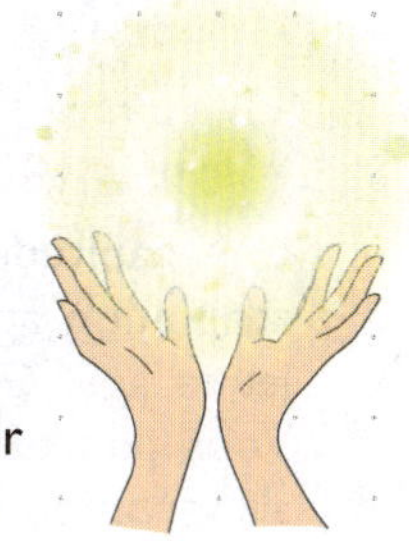

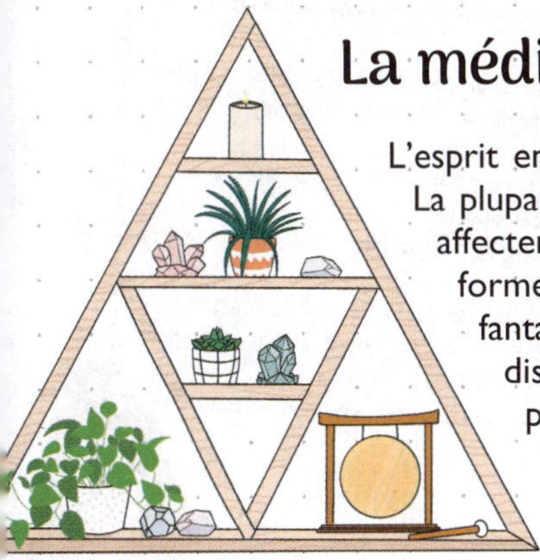

La méditation au cœur du kundalini yoga

L'esprit engendre plus de 1 000 pensées en un seul clignement d'œil ! La plupart d'entre elles se perdent dans l'inconscient, quand d'autres affectent notre conscience et nos comportements. Elles se transforment alors en des sentiments, des émotions, des désirs, des fantasmes… Notre esprit en devient l'esclave, ce qui peut nous distraire, entraîner aussi des décisions impulsives et inappropriées, une mauvaise communication et un stress grandissant. La méditation permet de mettre son esprit sur « pause », stoppant le flux incessant de nos pensées afin de se recentrer et de se détendre totalement…

Un objectif de bien-être

Nombreuses sont les preuves médicales qui soutiennent actuellement les bienfaits de la méditation sur la santé de ceux qui la pratiquent. En réduisant la dépression, en augmentant les sentiments positifs et en améliorant les rapports à autrui, la méditation a le pouvoir de guérir l'anxiété, de diminuer les insomnies, les troubles de l'alimentation, le stress quotidien…

Qu'est-ce qui se passe dans le cerveau d'un méditant ?

Les personnes qui ont pour habitude de méditer présentent, selon certaines observations scientifiques, une activité plus intense du cortex préfrontal gauche, une zone du cerveau liée au bien-être et au plaisir. Une activité plus intense de l'insula, la partie du cortex cérébral qui aurait pour rôle de réguler les états émotionnels, a été remarquée chez les pratiquants qui méditent sur l'amour bienveillant et la compassion.

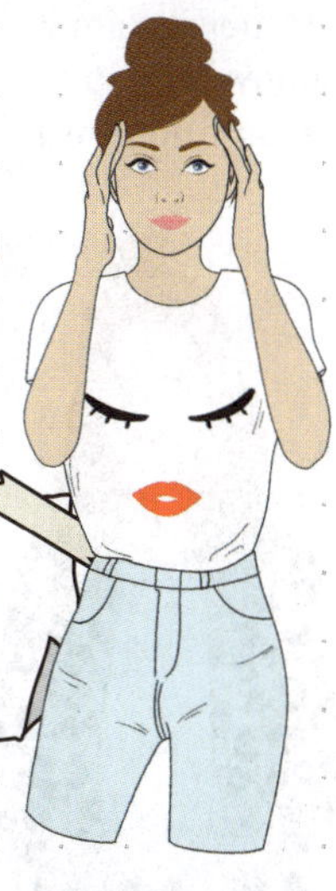

« La méditation est votre première habitude. Chaque être humain devrait méditer pour garder un esprit clair. La méditation n'est rien d'autre que purifier l'esprit à travers un processus. » Yogi Bhajan

Je change mes habitudes grâce à la méditation

Une habitude est un comportement, une manière d'agir et de ressentir développée par adaptation aux événements et au quotidien. Nous développons des habitudes dès le plus jeune âge. Certaines d'entre elles sont utiles à nos activités quotidiennes et bénéfiques. Vous pouvez être très organisée, avoir l'habitude de faire une activité physique, avoir une alimentation équilibrée… quand d'autres habitudes plus néfastes vous desservent : fumer, manger trop vite, réagir de façon compulsive ou colérique, être addicte aux réseaux sociaux…

Une méditation de 3, 11, 22 ou 31 minutes : j'opte pour quelle durée ?

3 minutes : durant cette pause, le rythme du cœur et la respiration ralentissent, ce qui a un effet sur la circulation sanguine et la chimie du sang. Cela s'explique scientifiquement, car le stress (qui augmente la fréquence cardiaque) libère des hormones dans le sang et mobilise l'organisme (systèmes cardiaque, digestif, immunitaire…).

11 minutes : ce temps de méditation influence les systèmes nerveux et glandulaire, le mental lâche prise et cela a un impact sur le corps qui se détend, les muscles se décontractent…

22 minutes : une durée parfaite pour équilibrer les trois aspects du mental (négatif, positif et neutre) qui commencent à s'harmoniser et à travailler ensemble.

31 minutes : une vraie bulle de détente qui permet au rythme du souffle et à la concentration du mental d'affecter positivement toutes les cellules du corps, de l'esprit et de l'aura pour un maximum de détente et une transformation plus profonde.

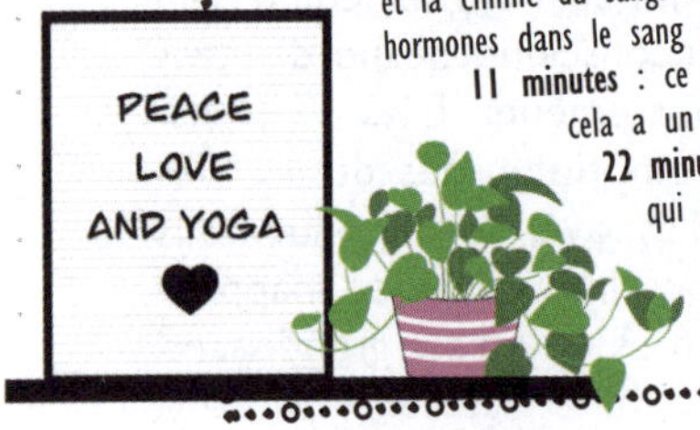

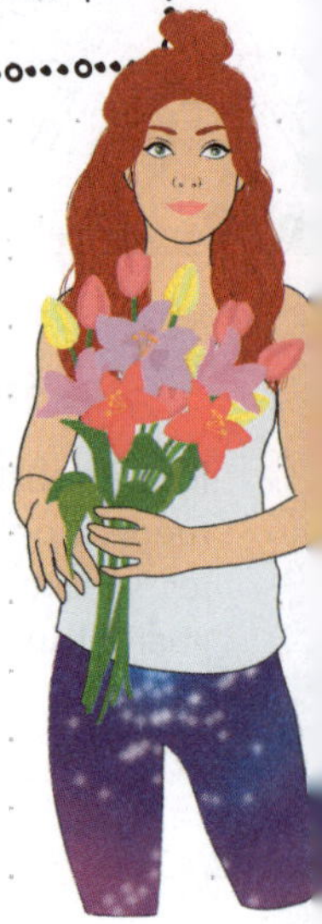

En quoi le kundalini yoga peut vous aider à ancrer des habitudes positives ?

En effectuant une sadhana qui intègre une méditation spécifique en accord avec vos besoins (sur un temps plus ou moins long, par exemple 40, 90 ou 120 jours), vous pouvez modifier vos habitudes de façon profonde et en développer de nouvelles, qui serviront votre bien-être chaque jour de votre vie ! Il existe des méditations pour retrouver l'équilibre émotionnel, pour briser les mauvaises habitudes et remédier aux addictions, pour se libérer de la colère, accueillir l'amour, susciter l'abondance, soulager la dépression, pour prendre un nouveau départ, et même des méditations à faire en couple si un rééquilibrage énergétique est nécessaire dans une relation…

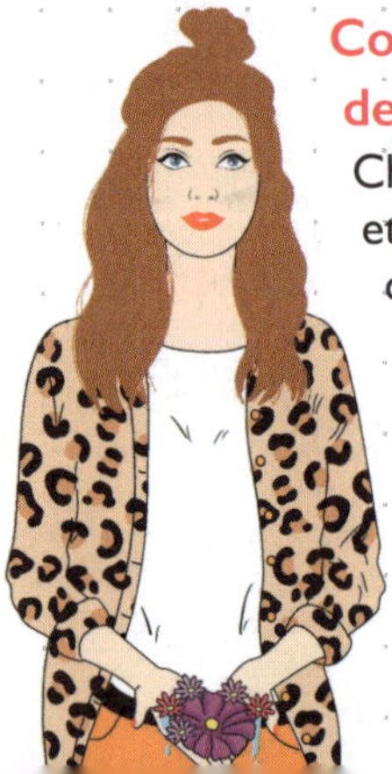

Comment se transformer avec les cycles de méditation ?

Chaque méditation ou chaque kriya (qui se compose de postures, de mantras et de méditations) dans le kundalini yoga nous change d'une façon très spécifique. Si vous pratiquez une méditation ou un kriya quelques fois, vous en recevrez déjà un merveilleux bénéfice ! Mais si vous voulez changer de façon permanente vos habitudes et réaliser les pleins effets d'un kriya, pratiquez chaque jour pendant une période donnée. Selon la durée, voici comment une méditation changera vos habitudes en profondeur…

Si vous faites une méditation durant 40 jours : cela brisera toutes les habitudes négatives qui vous bloquent pour une possible expansion.
Si vous faites une méditation durant 90 jours : cela établira une nouvelle habitude dans votre mental conscient et votre subconscient qui vous changera d'une façon très profonde.
Si vous faites une méditation durant 120 jours : cela confirmera la nouvelle habitude et l'ancrera dans votre conscience. Les effets positifs du kriya ou du mantra seront intégrés de façon permanente dans votre psyché.
Si vous faites une méditation durant 1 000 jours : cela vous permettra de maîtriser complètement une nouvelle habitude. Par exemple, ne plus avoir besoin de l'avis des autres pour prendre une décision, ne plus boire d'alcool pour vous sentir bien en soirée ou toute autre dépendance…

Mantra power !

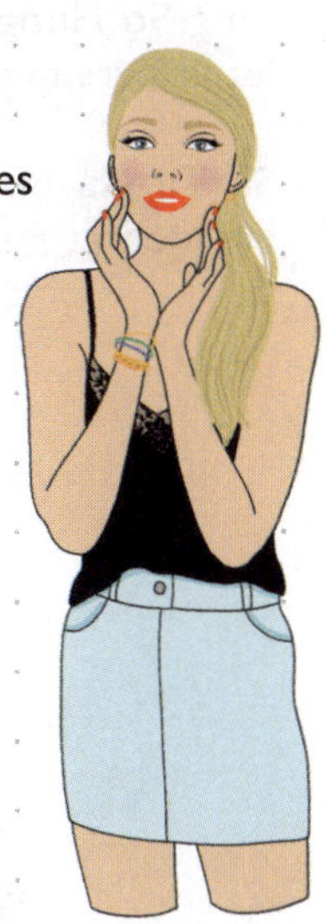

Un mantra est la projection créative du mental par le son. Mantra vient des mots *man*, le mental, et *trang*, vague ou projection. La science du mantra est fondée sur le fait que le son est une forme d'énergie qui a une structure (une vibration), un pouvoir et un effet précis sur les chakras (centres d'énergie) et la psyché humaine. Les émotions telles que le bonheur, la peine, la joie ou les regrets ont leurs propres fréquences vibratoires, plus ou moins hautes.

Positive attitude

Lorsque nous chantons un mantra, qui a une fréquence vibratoire élevée, nous choisissons d'invoquer le pouvoir positif contenu dans ces syllabes particulières. Un mantra a donc le pouvoir de modifier notre état vibratoire et de nous faire nous sentir plus calme, plus positive, plus épanouie ! Chanter des mantras, que ce soit en silence ou à voix haute, est donc une méthode consciente pour maîtriser ses pensées et apporter à l'esprit sérénité et apaisement.

Comment ça marche ?

Réciter de manière répétitive un mantra crée un mouvement de chaque partie de la langue qui va stimuler des points de méridiens (canaux du corps humain, interconnectés, par lesquels circule notre énergie vitale) précis sur le palais et envoyer ensuite des signaux spécifiques à notre cerveau. Ils apportent une énergie positive et éloignent les sentiments négatifs et la dépression. On vient également ouvrir ainsi certains chakras et nettoyer son subconscient des histoires passées auxquelles on peut rester accrochée.

5 mantras à connaître

Ôm (ou Aum) ou Ong : mantra très connu dans le monde du yoga, il produit instantanément des vibrations positives en conduisant celui qui les prononce et celui qui les entend

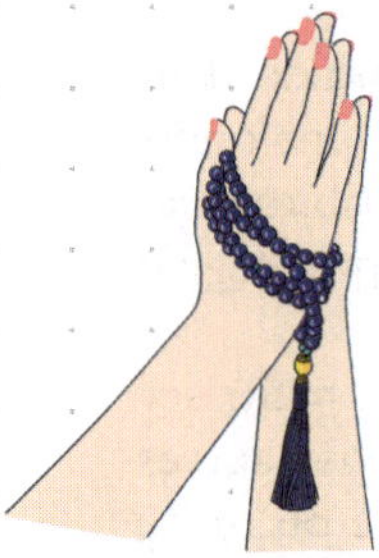

à un état de tranquillité mentale. Ce son aide à apaiser l'esprit et le flux mental et à se poser. Cette syllabe représente le son originel à partir duquel l'univers se serait structuré.

Wahe Guru : chanter ce mantra éloigne la négativité, apporte un sentiment de joie et de bonheur, élimine les blocages. Il pourrait se traduire par « passer de l'ombre à la lumière » ou « l'extase de l'expérience de l'indescriptible sagesse ».

Sat Nam : qui signifie « ma véritable identité » ou « je suis vérité », aide à se centrer et à réorganiser des schémas d'habitudes subconscients. Il permet de venir planter une petite graine qui est appelée à grandir à travers de nouvelles habitudes bénéfiques.

Ong So Hung : ce mantra ouvre le chakra du cœur et encourage à assumer qui on est et les valeurs que l'on porte. Il pourrait se traduire par : « Je suis la conscience créatrice. »

Sa Ta Na Ma : ce son est lié au grand cycle de la vie. On l'utilise pour améliorer son intuition et s'aligner avec sa destinée.

Sa = infini
Ta = vie
Na = mort
Ma = renaissance

Chapitre 2

Avant de commencer

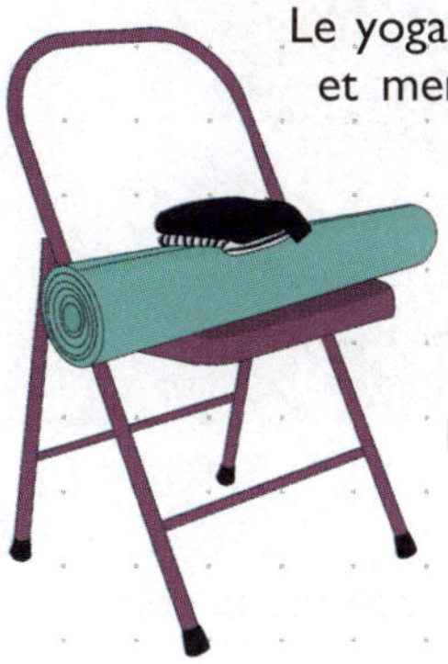

Le yoga est devenu un véritable style de vie qui procure un bien-être physique et mental. Pour preuve, les communautés de yogis ne cessent de croître à travers le monde. Plus récemment, c'est la pratique du kundalini yoga qui a fait particulièrement parler d'elle en Occident, sur les réseaux sociaux, et se développe dans de nombreux cours ou stages. Au-delà de tonifier votre corps, vous allez apprendre à vous faire du bien de l'intérieur, à vous recentrer, à vous détendre et à explorer vos potentiels. Les différentes techniques de respiration, de méditation et la relaxation viennent apaiser le mental et toucher le cœur. Certaines yoginis parlent d'une véritable transformation psychique et émotionnelle ! Vous verrez, une fois que vous y aurez goûté, vous ne pourrez plus vous en passer !

Comment progresser au fil de mes séances ?

Le kundalini yoga peut transformer votre vie dans sa meilleure version, à condition de le pratiquer régulièrement. Car, comme avec toute pratique, si on veut obtenir un résultat, il faut un minimum de discipline et de régularité. C'est alors un outil formidable pour lutter contre le stress, l'angoisse, l'anxiété de la vie de tous les jours. Mais avant de commencer, rien de tel que d'identifier ses besoins afin de se motiver !

J'identifie mes besoins

Se comparer aux autres, c'est se déconnecter de qui on est. Posez-vous des questions sur ce qui vous rend vraiment heureuse, VOUS et non les autres. Vous concentrer sur vos besoins et savoir ce que vous souhaitez attirer dans votre vie dans un objectif de mieux-être global, c'est le meilleur moyen de vivre pleinement votre vie !

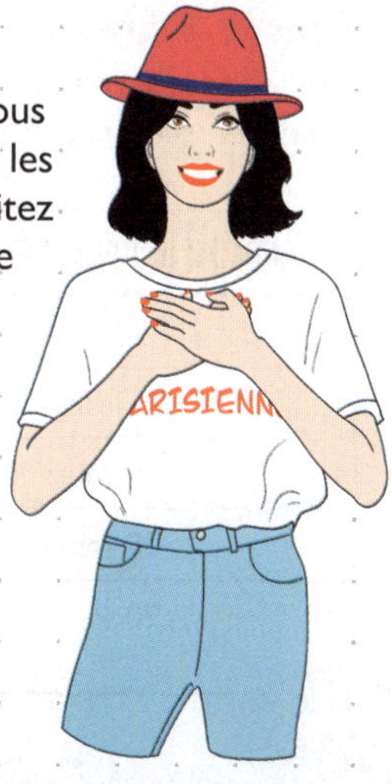

Quels sont mes besoins profonds ?

- ☐ Avoir une vie sans stress
- ☐ Équilibrer mes émotions
- ☐ Me centrer
- ☐ Chasser mes angoisses
- ☐ Aimer et respecter mon corps
- ☐ Améliorer mes rapports aux autres
- ☐ Faire rayonner mon côté féminin

- [ ] Être plus créative
- [ ] Avoir confiance en moi
- [ ] ....
- [ ] ....

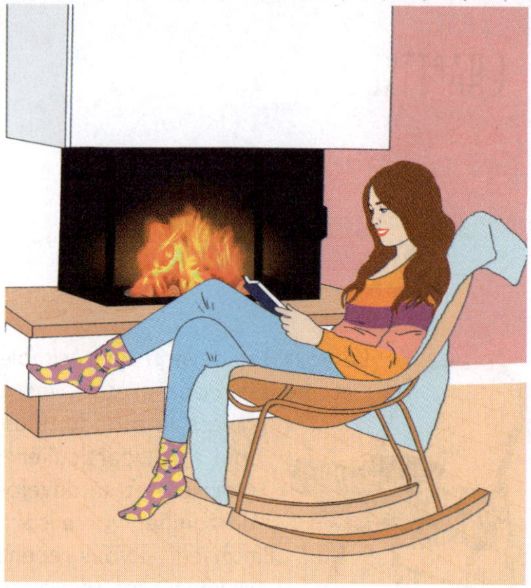

Pour quels objectifs ?

En fonction de vos objectifs, vous opterez pour le programme le plus adapté à vos besoins. Il y en a un pour chacune des problématiques ou chacun des petits maux du quotidien. Certains programmes de kundalini yoga peuvent vous donner les clés pour :

- booster vos émotions positives et travailler sur votre force mentale,
- surmonter votre anxiété et vous faire découvrir des rituels antistress,
- vous permettre d'adopter une routine « energy et detox »,
- vous amener à accueillir et libérer en douceur des émotions toxiques comme la colère, la tristesse, la rancœur…
- vous éveiller à vos valeurs profondes et prendre conscience de vos atouts et potentiels pour mener la vie de vos rêves !

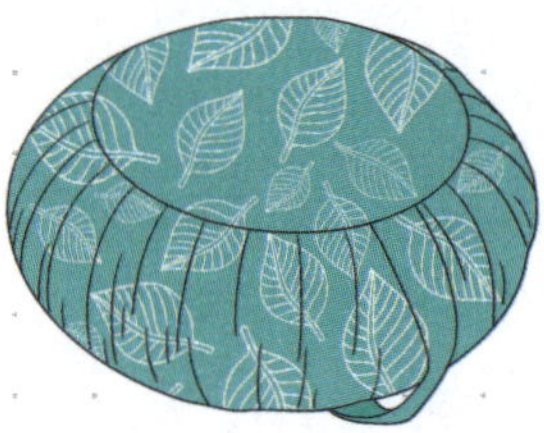

Focus sur mes séances de yoga

Le kundalini est un yoga très puissant dont les effets transformateurs se manifestent de manière très rapide sur celle (et celui) qui le pratique. Mais comme l'a bien dit Yogi Bhajan : « La discipline est votre meilleure amie dans la vie » ! Pour obtenir des résultats, vous devez être assidue et constante.

Pourquoi pratiquer régulièrement ?

Des séances régulières sont essentielles pour vous ancrer dans la pratique, l'intégrer et observer plus rapidement des résultats et des changements dans votre vie.

NOMBRE DE JOURS DE PRATIQUE	EFFETS OBSERVÉS
1 jour	réduction du stress
5 jours	sentiment de joie et de bonheur amplifié
10 jours	meilleure relation aux autres
15 jours	connexion à son intuition et à sa créativité
20 jours	on arrive à se détacher de nos habitudes négatives qui ne nous servent pas pour nous centrer sur celles qui nous élèvent.

Combien de séances par semaine ?

Il vaut mieux commencer par 1 ou 2 séances par semaine et s'y tenir plutôt que de commencer avec un rythme quasi quotidien pour ensuite tout lâcher ! Par la suite, 2 à 3 séances par semaine sont le minimum si vous souhaitez ressentir des effets bénéfiques et transformateurs rapidement sur votre mental et votre silhouette.

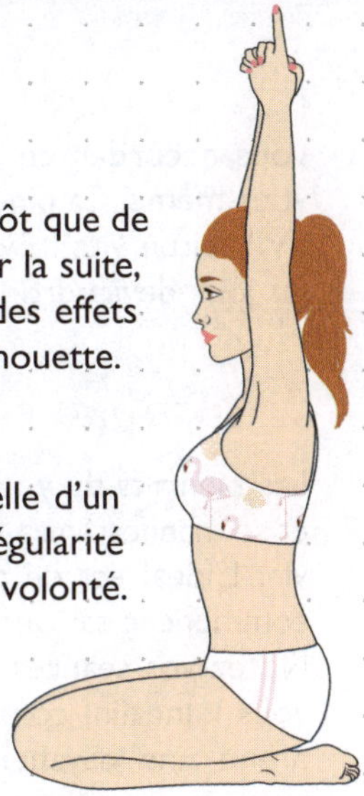

Mes séances personnalisées à la maison

Vous allez pratiquer à votre rythme dans une ambiance différente de celle d'un cours. Pratiquer en solo permet de travailler sur la persévérance, la régularité ainsi que sur vos besoins spécifiques en mettant en œuvre toute votre volonté.

Ma séance de yoga au jour le jour (ou sadhana)

Sadhana se traduit littéralement par « le moyen d'accomplir quelque chose ». Il s'agit d'avoir une pratique régulière, une habitude de vie, pour apprendre quelque chose chaque jour.

Une discipline quotidienne (ou presque, en fonction de votre emploi du temps et de votre motivation) est le point central de toute pratique spirituelle. Ce n'est pas chose facile de s'y tenir quasi tous les jours, de prendre le temps d'aller à la rencontre de soi dans l'espace méditatif qu'est votre tapis. Mais c'est la régularité qui permet la progression, qui fait grandir la confiance en soi et qui vous montre comment ça se passe à l'intérieur de vous et quels sont vos vrais besoins… Tenir son engagement, c'est se permettre d'avancer autrement, plus vite, plus alignée avec ses valeurs et être fière de ce que l'on a accompli.

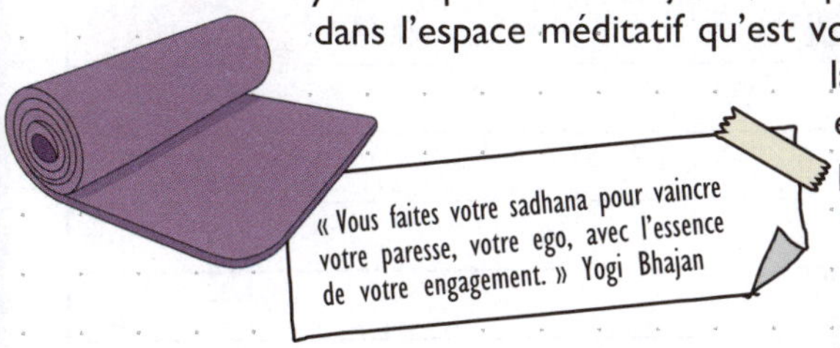

À quel moment de la journée faire sa séance quotidienne ?

Elle se pratique idéalement aux « heures ambroisie », c'est-à-dire entre 4 et 7 heures du matin (les heures juste avant le lever du soleil). Lorsque le soleil est à un angle de 60° par rapport à la Terre, l'énergie de la sadhana a des résultats optimaux. Pourquoi ? Parce que le monde est calme et silencieux, c'est un temps suspendu, consacré seulement à vous et à votre bien-être. Il est plus facile de méditer et de se concentrer tôt dans la journée avant que ne commence la cohue de nos multiples activités, grâce au silence et à l'atmosphère particulière avant l'apparition du soleil. Il y a moins d'activité mentale autour de nous pour nous affecter. Les sages de l'Est appellent les heures avant le lever du jour les *amrit vela*, ou le « temps du nectar ».

Il n'est pas recommandé de commencer chacune de vos journées par une pratique de 2 heures, sous peine de vous démotiver dès le premier jour ! Avancez simplement votre réveil de 15 ou 30 minutes afin de

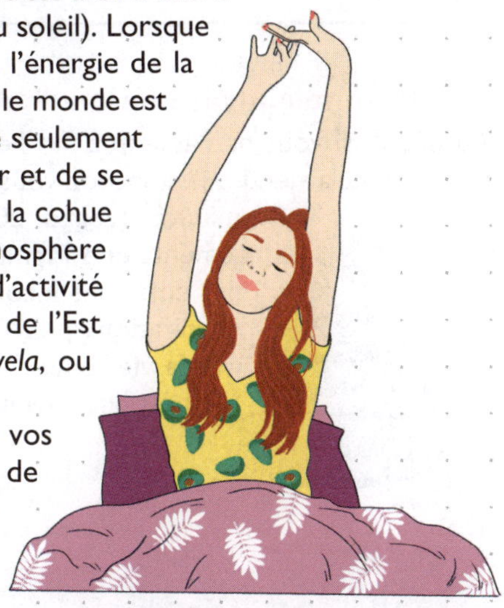

vous accorder ce temps de connexion avec vous-même. Ça pique un peu au début, mais on s'y habitue vite ! Bientôt, les premières heures du jour deviendront votre moment préféré…

Je pratique en groupe
En groupe, les énergies s'équilibrent et s'enrichissent mutuellement. Cela induit, entre autres, à la fin d'un cours, une communication plus intuitive entre les participants. Essayez aussi un cours collectif de kundalini yoga !

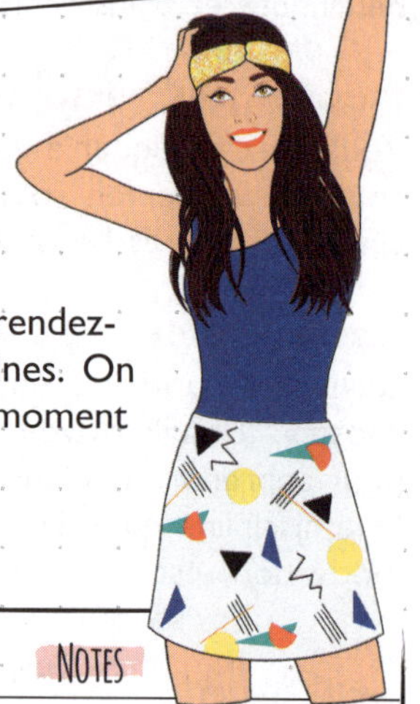

Je m'organise

Les bienfaits du yoga sont renforcés grâce à une pratique assidue et se manifestent à travers une amélioration de la qualité de notre vie. L'idéal est de pratiquer dès que possible le matin avant de commencer sa journée (chacune fait comme elle peut !).
Notez vos séances de yoga dans votre agenda afin de fixer votre rendez-vous kundalini comme vous le feriez pour un dîner avec vos copines. On prend ainsi davantage conscience de l'importance de bloquer ce moment pour soi en priorité. Ainsi, l'habitude est vite prise et intégrée.

Mon planning hebdo

Mes séances kundalini yoga	Horaire	Notes
Lundi		
Mardi		
Mercredi		
Jeudi		
Vendredi		
Samedi		
Dimanche		

Je cale au minimum une méditation quotidienne dans mon agenda

Au début, si vous ne ressentez pas l'envie de faire une séance complète avec un kriya tous les jours (cela viendra !), imposez-vous au minimum une séance quotidienne de méditation de 11 minutes (voir p. 20). Cette séance aide à prendre du recul face aux événements et à l'agitation du quotidien, à gérer le stress, l'anxiété et toutes les émotions inconfortables. Lorsque le mental est calme et paisible, les inspirations peuvent être fulgurantes, les décisions à prendre évidentes et la vie semble plus simple et plus sereine. Au bout de 40 jours, votre pratique méditative deviendra une habitude.

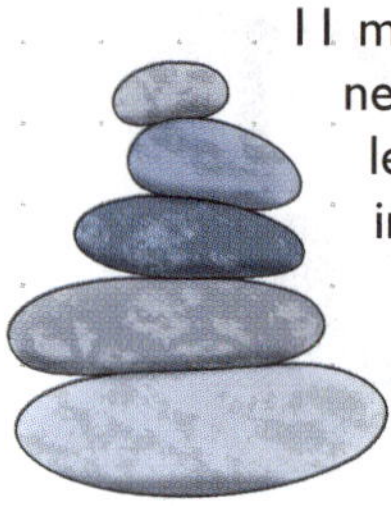

Ma tenue de yogini

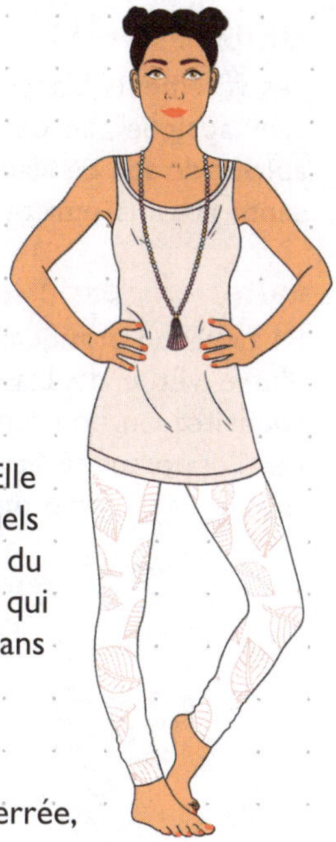

Haut, brassière, legging, que choisir ?

Contrairement à d'autres sports, la pratique du yoga ne nécessite pas un investissement faramineux, loin de là ! On pratique pieds nus pour renforcer le contact avec la terre et faciliter un meilleur ancrage, exit donc les baskets dans votre budget.

Top + legging

La meilleure tenue sera celle qui ressemblera à une seconde peau. Elle doit vous permettre d'étirer votre silhouette et de vous sentir libre quels que soient les mouvements. On vous recommande des habits près du corps. En haut, un tee-shirt souple. En bas, un legging près du corps, qui tient en place dans toutes les postures et vous permet d'être à l'aise dans l'amplitude de vos mouvements.

La brassière

Choisissez une brassière qui vous maintient. Elle ne doit pas être trop serrée, pour ne pas vous gêner durant la pratique. Mais attention aux matières trop extensibles, qui souvent ne soutiennent rien.

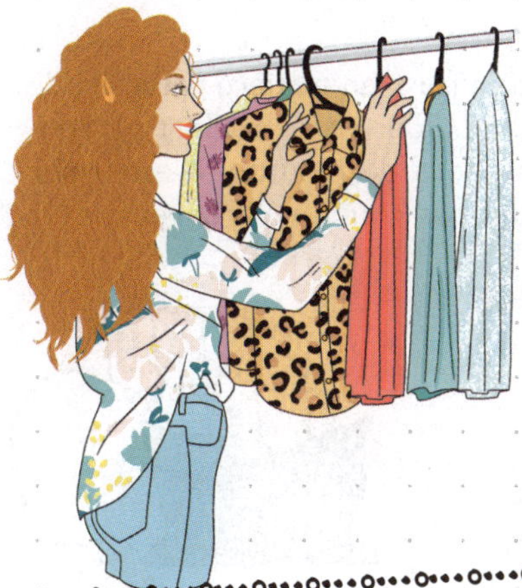

Les matières

Évitez les matières synthétiques qui bloquent l'évacuation de la transpiration. Privilégiez des matières naturelles, comme le coton bio, respectueuses de notre planète et de ses ressources. Un combo gagnant !

Pourquoi porter du blanc ?

En kundalini, si on porte de préférence des vêtements blancs en matière naturelle, c'est tout simplement pour favoriser la circulation de l'énergie et renforcer l'aura, le champ électromagnétique qui nous entoure. Le blanc est une couleur qui réfléchit la lumière. Si vous avez déjà mis un tissu noir en plein soleil, vous avez senti que cette teinte absorbe la chaleur. Résultat, le vêtement devient brûlant, il capte aussi toute l'énergie alentour, la bonne comme la mauvaise.

On vous recommande les leggings et brassières de la marque Yoga Searcher en coton bio, ils ont en plus un large choix de vêtements blancs, idéal pour le kundalini.
La marque Kindleggings reverse une part de ses profits à des associations venant soutenir des projets d'entrepreneuriats féminins. Des tenues canon dans des matières super confort aux prix abordables !

Un bouclier de lumière

Les vêtements blancs permettent donc de créer comme un bouclier aurique afin de ne pas s'imprégner des énergies toxiques autour de soi. Le blanc est la couleur qui représente aussi la pureté et la lumière.

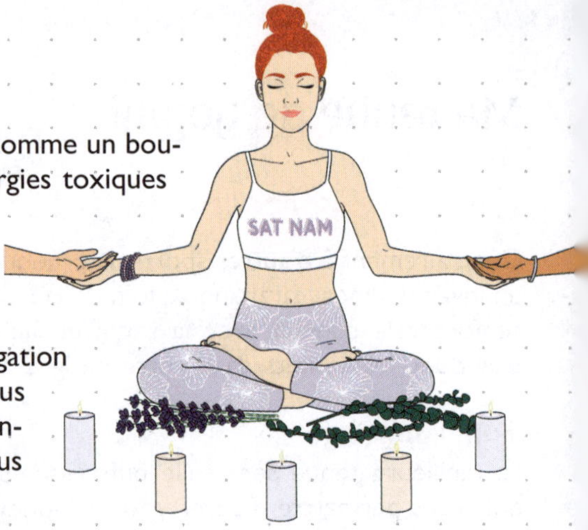

Faites-en l'expérience !

En tant que pratiquante, vous n'avez aucune obligation d'être vêtue de blanc. À vous de choisir si vous souhaitez ou non tenter l'expérience et vous donner l'opportunité de découvrir une dimension plus subtile dans votre pratique !

Foulard autour de la tête ou pas ?

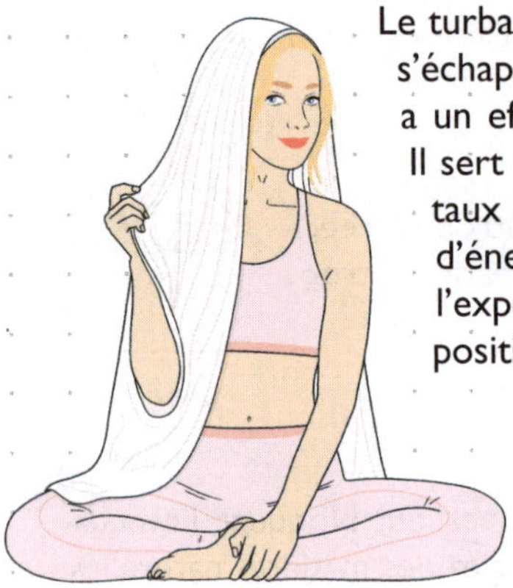

Le turban blanc des yogis favorise la méditation et évite que l'énergie ne s'échappe par la tête tout en protégeant des énergies environnantes. Il a un effet de massage sur les os crâniens et concentre votre énergie. Il sert également à rester ancrée, car lorsqu'on pratique, on élève son taux vibratoire et on peut parfois avoir la sensation d'un trop-plein d'énergie. Mais rassurez-vous, son port n'est pas obligatoire. Tentez l'expérience avec ou sans et voyez si cela apporte quelque chose de positif à votre pratique.

Peau de mouton ou tapis

Un tapis de yoga basique fera l'affaire, en matière naturelle de préférence, d'épaisseur standard. Pour votre confort personnel, vous pouvez y ajouter une peau de mouton. Il est hyper agréable de pratiquer sur cette peau toute douce ! En dehors des cours, vous la recyclerez très bien comme élément de décoration sur votre canapé !

Dans mon sac de yogini, il y a...

- Ma tenue de yogini,
- Mon foulard et un élastique pour attacher mes cheveux,
- Mon tapis et une peau de mouton pour plus de confort,
- Un coussin de méditation (très utile pour certaines postures),
- Une petite couverture pour me couvrir lors de la relaxation finale,
- Une bouteille d'eau pour m'hydrater avant, pendant et après le cours.

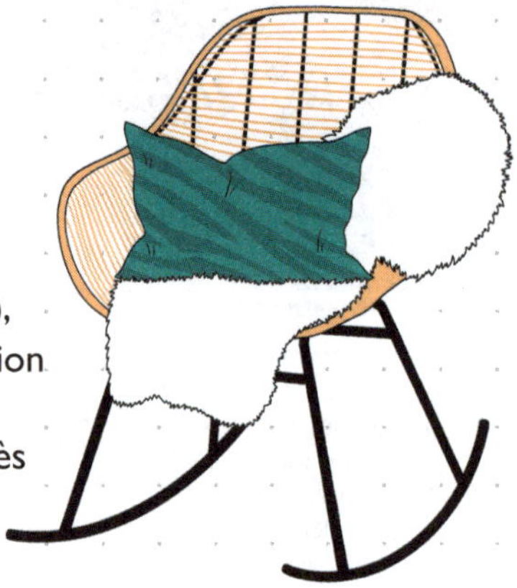

La magie du son

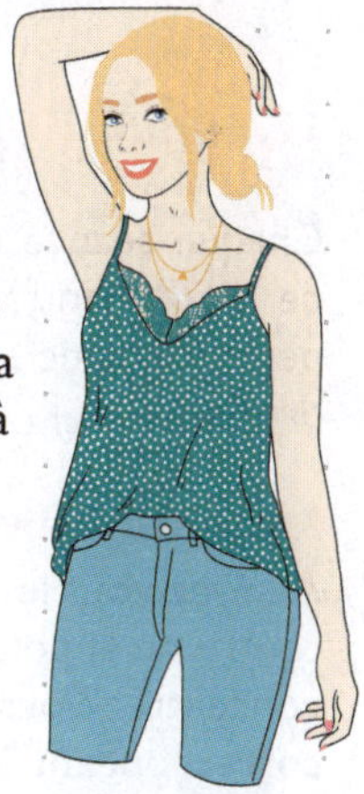

Dans la tradition indienne, un mantra est une formule, un son, un mot ou une phrase que l'on répète en boucle pour canaliser son mental et apaiser le flot de ses pensées. L'apaisement est créé non seulement grâce à la concentration sur la répétition et sur le son de la voix, mais aussi grâce à l'aspect incantatoire et hypnotique de la formule.

Le son, une histoire d'énergie

En répétant un mantra (par exemple : *Sa ta na ma*), le mouvement de chaque partie de la langue sur le palais vient y stimuler des points de méridiens bien précis qui envoient des signaux à notre cerveau, modifiant notre énergie vibratoire. Le bonheur, la peine, la joie et les regrets sont des fréquences vibratoires associées aux flux de nos pensées, à notre mental. Le scénario que nous choisissons d'entretenir par nos pensées devient notre vibration. En chantant des mantras, nous choisissons d'invoquer le pouvoir positif contenu dans leurs syllabes particulières et ainsi de nous apporter une énergie vibratoire positive tout en éloignant certaines émotions négatives, telles que la tristesse, la peine, la colère…

La musique pendant un cours, à quoi ça sert ?

On peut se servir de puissantes musiques et de chants de mantras conçus spécialement pour une séance de kundalini yoga pendant la phase de méditation, de relaxation ou encore lors des postures… La musique et les chants amènent doucement à lâcher prise, ils vous permettent de vous concentrer, d'élever vos pensées, d'apaiser votre mental et de vous détendre.

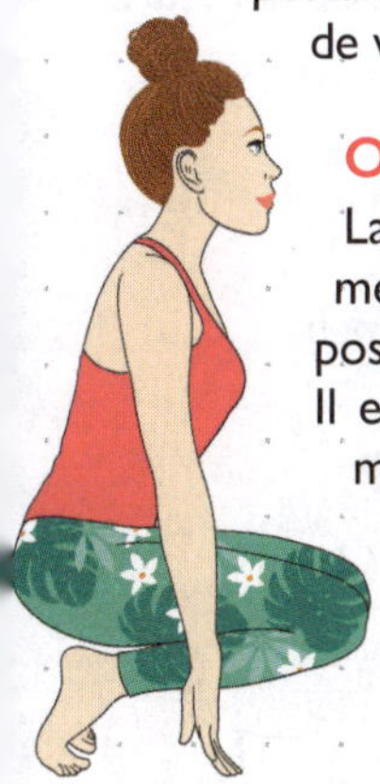

On se motive !

La musique adaptée au kundalini yoga (ou « musique dévotionnelle ») peut également aider certaines yoginis à répéter plus facilement des mantras ou affirmations positives avec entrain et en rythme pendant une séance. #fullmotivation !
Il existe des milliers de versions de chants de mantras. Et pour tous les goûts : mélancolique, doux, version dance, voire techno, soul ou vintage… En pratiquant le yoga kundalini, le premier geste est l'ajout d'une super playlist dans votre téléphone portable ! Vous trouverez dans ce cahier et au fil de vos trainings toutes les musiques et mantras dont vous aurez besoin (#jesuiscoachée).

Ma 1re séance de kundalini yoga

Les séances de kundalini yoga se composent de plusieurs séquences spécifiques, mêlant intention, mantras, postures et relaxation. Ces phases doivent être enchaînées pour en retirer tous les bénéfices.

On ouvre la séance !

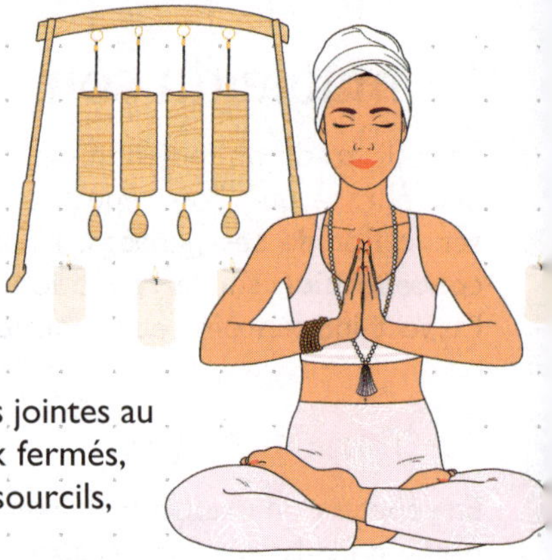

Chaque séance de kundalini yoga commence par le chant de deux mantras qui aident à entrer dans la pratique et permettent de se centrer et de s'ancrer dans le moment présent.

La posture de centrage, en pratique

Asseyez-vous les jambes croisées (posture du lotus), les mains jointes au centre de la poitrine, au niveau du chakra du cœur. Les yeux fermés, concentrez-vous sur l'espace du 3e œil (le point entre les sourcils, correspondant à votre 6e chakra et votre intuition).

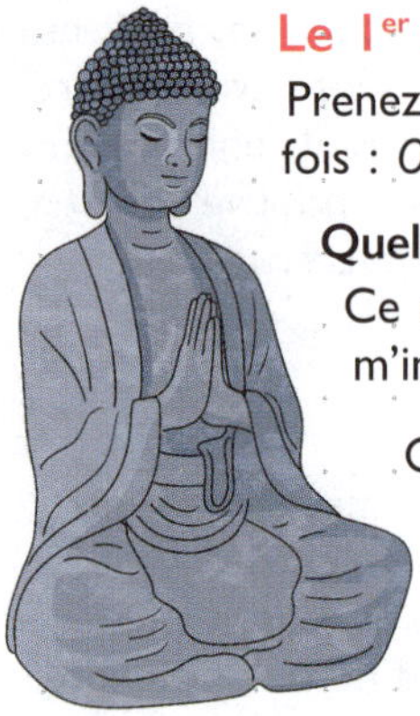

Le 1er mantra : Adi mantra

Prenez une longue et profonde inspiration et, sur l'expiration, chantez trois fois : *Ong Namo Guru Dev Namo.*

Quelle est sa signification ?

Ce mantra signifie : « Je m'incline face à l'énergie première et créatrice, je m'incline face à la sagesse subtile et divine. »

Ce mantra nous centre sur notre identité la plus élevée, nous relie à l'influence spirituelle des pratiquants qui nous ont précédés et ouvre un espace épuré bénéfique à la pratique. Il évoque la transmission « spirituelle » par laquelle la sagesse du kundalini yoga circule et demeure vivante à travers le temps.

Le 2e mantra : Mangala charan mantra

Chantez ensuite juste après le 2e mantra de protection, 3 fois de suite :
Aad Guray Nameh, Jugaad Guray Nameh, Sat Guray Nameh, Siri Guru Dayvay Nameh.

Quelle est sa signification ?

Cela se traduit par : « Je m'incline devant la sagesse primordiale, je m'incline devant la sagesse à travers les âges, je m'incline devant la véritable sagesse, je m'incline devant la grande sagesse invisible en nous. » Il s'agit d'un mantra de protection qui efface les doutes de la yogini et purifie les énergies négatives.

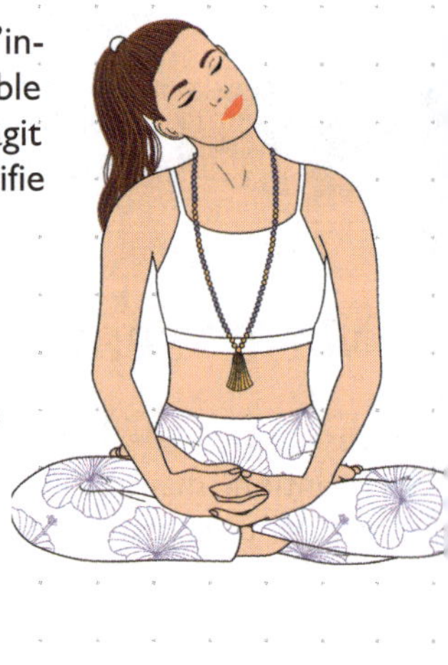

Les échauffements

On peut entrer dans un « training » tout de suite de manière très active et intense. Mais, bien qu'ils ne soient pas obligatoires, il est aussi possible de faire 1 ou 2 exercices d'échauffement et/ou de respiration de 1 ou 2 minutes chacun. On peut commencer avec quelques mouvements lents de rotation de la tête afin de réveiller le corps en douceur. Ou encore assouplir la colonne vertébrale avec une posture comme le chat-vache.

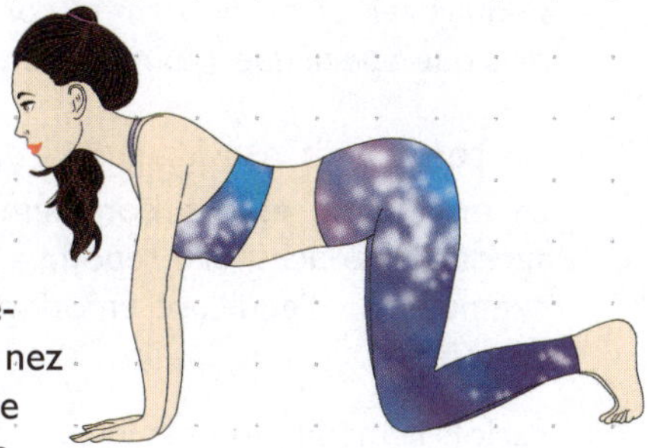

Posture alternée chat-vache

Mettez-vous à quatre pattes. Inspirez par nez en poussant le bassin vers le haut et en creusant votre colonne vertébrale, la tête et le cou étirés vers le haut. Expirez par le nez en basculant votre bassin vers le bas, en arrondissant votre colonne et en appuyant votre menton contre votre poitrine, un peu comme un chat qui fait le dos rond.

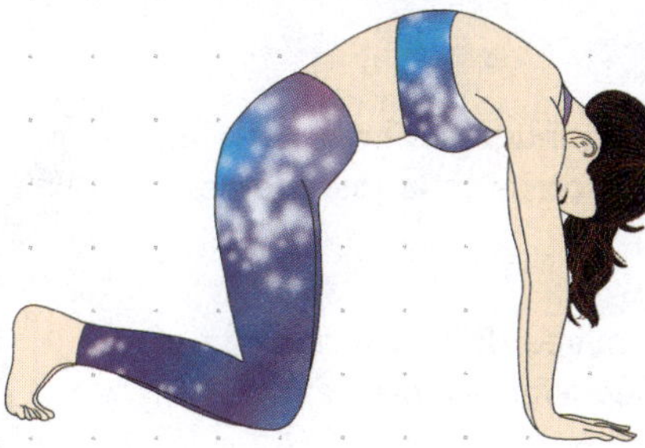

Pour chacune de ces positions, bras et jambes restent fixes. Continuez à alterner ces postures en gardant une respiration forte par le nez durant minimum 2 minutes.

Ses bienfaits

La posture du chat-vache permet de s'échauffer et d'assouplir la colonne vertébrale, mais aussi de stimuler tous les organes digestifs et de relâcher les tensions au niveau des lombaires.

Le kriya principal : le cœur de la séance

La série de postures suivante représente le cœur de la séance (maximum 50 min) : elle est constituée d'exercices qui forment un kriya, tel qu'enseigné et transmis par Yogi Bhajan. Chaque kriya a sa spécificité ; par exemple, une séance peut être centrée sur la stimulation des reins, essentiels pour détoxifier l'organisme de ses déchets via l'urine. Cet organe est aussi relié à la peur. Les méridiens stockent les mémoires liées aux peurs et ont une capacité à les filtrer pour mieux les évacuer. Comme en médecine chinoise, en kundalini, il n'y a pas de différence entre le corps et l'esprit, organes et émotions sont liés. Et au-delà de leurs rôles physiques, nos organes ont une fonction de filtration de nos émotions. Grâce à ce kriya, on nettoie profondément son corps et on se libère des émotions envahissantes qui nous poussent à agir de façon excessive et incontrôlée…

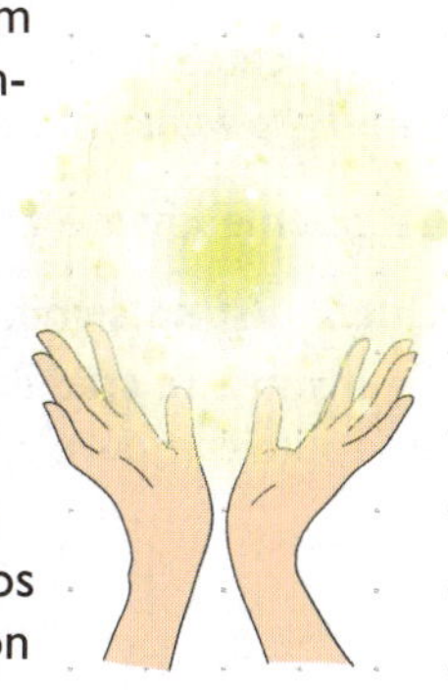

Le moment de relaxation

Cette pause de détente profonde (10 à 15 min) peut avoir lieu après la série d'exercices, ou en fin de séance, après la méditation. C'est généralement la posture dite du cadavre (*savasana* en sanskrit), allongée sur le dos, qui est adoptée. Ce temps de détente permet aux énergies mobilisées lors des exercices précédents de

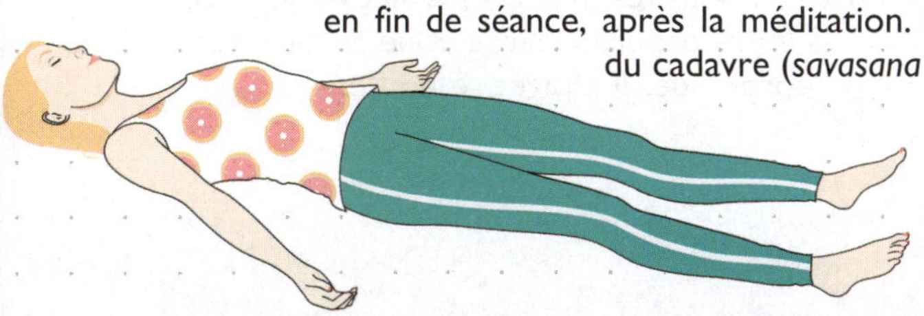

s'équilibrer et de nourrir le corps et l'esprit. Cette relaxation peut être amplifiée par une musique spécifique (voir playlist, p. 29).

Le temps de méditation

La méditation est un complément nécessaire aux postures physiques. Tout comme les séries d'exercices, elle répond à des objectifs précis. Ainsi, chaque méditation est ciblée, par exemple, sur l'équilibre émotionnel, la paix du cœur et les pensées positives, la diminution du stress…

Parfois la méditation est incluse dans la série principale d'exercices. Elle peut être statique ou dynamique, avec ou sans la récitation d'un mantra, visualisations, respiration spécifique, etc.

Les mantras pour clore la séance

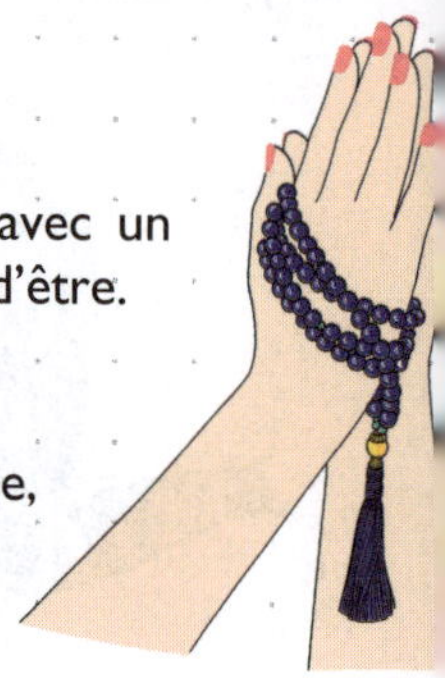

Pour clore votre training, rassemblez vos énergies et continuez à vibrer avec un max de good vibes : chantez deux mantras, centrés sur le cœur et la joie d'être.

La posture de centrage, en pratique

Assis en posture simple (tailleur), les mains en prière au milieu de la poitrine, au niveau du chakra du cœur afin d'être centrée et alignée avec soi-même et avec sa pratique.

1er mantra (Long time sun)

Chantez 2 fois le mantra appelé « Long time sun » (créé par Yogi Bhajan, et transmis en anglais cette fois) : *May the long time sun shine upon you, all the love surround you, and the pure light within you guide your way on.*

Ce poème chanté remplit le cœur de ses vibrations positives de douceur et de générosité.

Quelle est sa signification ?

Ce mantra se traduit ainsi : « Que le soleil éternel brille sur toi, tout l'amour autour de toi, et la lumière pure qui est en toi guide ton chemin. »

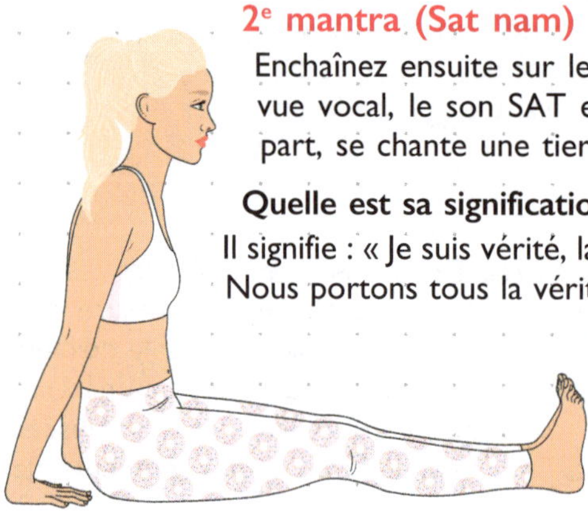

2e mantra (Sat nam)

Enchaînez ensuite sur le mantra Sat nam, à répéter 3 fois. D'un point de vue vocal, le son SAT est 7 fois plus long que le son NAM qui, pour sa part, se chante une tierce mineure en dessous du SAT.

Quelle est sa signification ?

Il signifie : « Je suis vérité, la vérité est mon identité » ou : « Je vois la vérité. » Nous portons tous la vérité en nous. Ce mantra permet de vous connecter à votre propre lumière et de cultiver votre vérité profonde. Il éloigne le doute.

Les 7 règles d'une bonne pratique

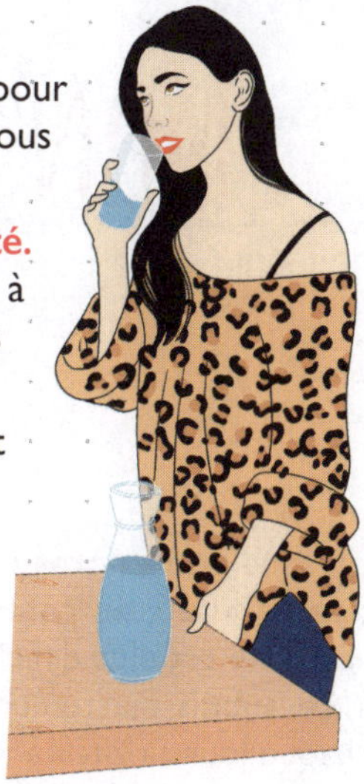

1. **Ne mangez rien de consistant 3 heures avant votre pratique** pour plus de confort. Quelque chose de léger comme un fruit suffira à vous donner l'énergie nécessaire.
2. **Avant et pendant la pratique, buvez de l'eau fraîche en quantité.** Nous sommes composés à 75 % d'eau, et la pratique énergétique à haute fréquence a besoin d'eau pour équilibrer les fluides du corps et aider à intégrer les bienfaits de chaque séance.
3. **La respiration se fait par le nez** et doit être longue, lente et profonde.
4. **Pratiquez votre séance les yeux fermés** en vous concentrant sur le 3e œil, correspondant au 6e chakra, qui permet de développer l'intuition. On pratique les yeux fermés car, sur le tapis, la seule personne qui compte, c'est vous.
5. **Il est recommandé de pratiquer pieds nus** afin de permettre aux énergies présentes en excès dans le corps de se décharger dans la terre.
6. **Prenez soin de verrouiller votre chakra racine,** à la fin de chaque asana (posture) et avant de sortir de la posture, en contractant la zone de l'anus, du sexe et du périnée (comme si vous vous reteniez de faire pipi), et en rentrant le nombril tout en retenant votre respiration quelques secondes. On appelle cette action « *mula bandha* », elle fait circuler notre énergie kundalini contenue au niveau de notre chakra racine (au niveau de notre anus) vers notre 7e chakra, situé au niveau de la fontanelle. L'énergie circule ainsi tout le long de notre colonne vertébrale à travers nos 7 chakras, ce qui amène une sensation de grande vivacité et participe au développement de la conscience.
7. **Remerciez-vous pour ce temps** que vous vous êtes accordé et la pratique que vous venez de faire.

Un nom spirituel, pour quoi faire ?

Il est courant que l'on reçoive un nom spirituel en kundalini yoga à mesure que l'on pratique de plus en plus régulièrement. Ce nom, donné par des formateurs d'enseignants certifiés, est issu de la tradition sikh ou bien du vocabulaire traditionnel du yoga et de sa philosophie et a une valeur symbolique et spirituelle très personnelle. Chaque nom est associé au mot « singh » (lion) pour un homme ou « kaur » (princesse) pour une femme.

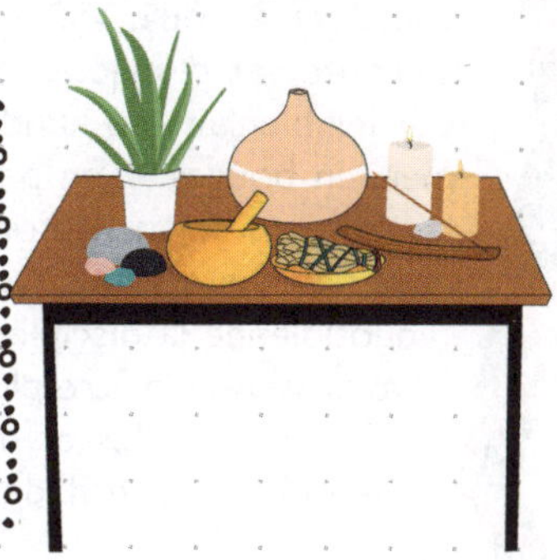

Chapitre 3

Mon kundalini lifestyle au jour le jour

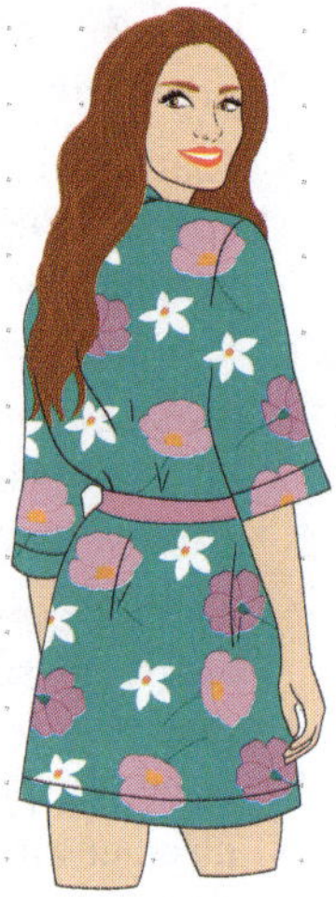

Lorsque votre corps est fort, en bonne santé, votre vie est agréable et excitante. Quand, au contraire, il manque d'énergie ou que vous êtes stressée, votre vie est plus difficile et vous vous sentez plus frustrée et fatiguée. Grâce à de subtils ajustements, vous pouvez régénérer votre corps et booster chaque jour sa vitalité. Une bonne hygiène quotidienne, avec la « juste dose », est un critère fondamental à son bon fonctionnement : manger équilibré et modérément, bien dormir et faire de l'exercice de façon régulière (mais sans abus) permet de créer un état d'équilibre, d'épanouissement et de bien-être. Voilà la promesse du kundalini yoga : son hygiène de vie globale (alimentation, rituels, kriya, méditation, beauty tips…) apporte au corps l'attention et les soins qu'il mérite, et donne accès à un stock de ressources physiques et mentales inestimable !

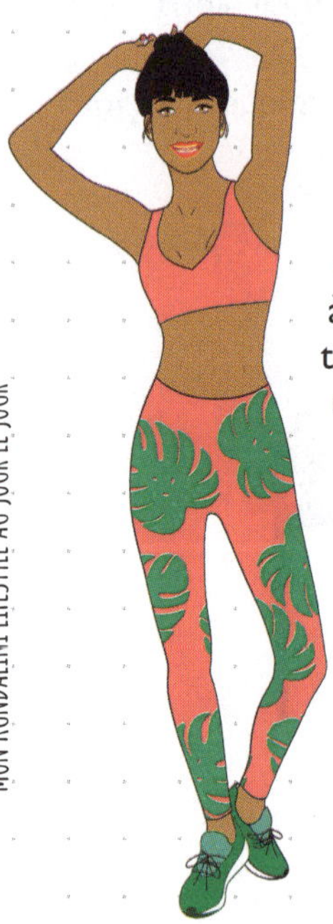

J'écoute les messages de mon corps

Chaque jour correspond à un nouveau rythme de notre corps et de notre mental, qui s'adaptent en permanence à l'environnement, aux saisons, au climat et à notre vie intérieure (émotions, stress…). Et si on apprenait à écouter et respecter notre rythme biologique chaque jour en intégrant tous les bienfaits du kundalini yoga ? Comment ? En favorisant un bon sommeil, en bougeant, en prenant le temps de méditer et d'effectuer un kriya adapté, en soignant son hygiène de vie, en s'alimentant en fonction de ses besoins et en s'hydratant bien… Lorsque vous intégrez à votre vie quotidienne la discipline de certains rituels issus du yoga kundalini, vous vous assurez d'être plus ancrée, plus proche de vos sensations physiques et émotionnelles et donc plus connectée avec vous-même. Il est alors bien plus simple d'identifier vos véritables besoins.

Apprendre à ralentir...

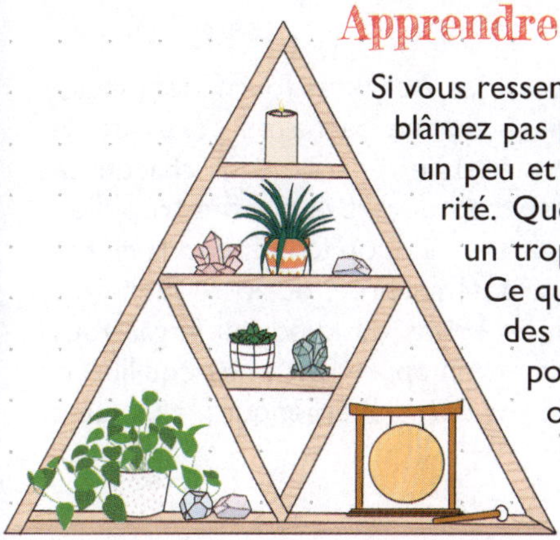

Si vous ressentez une fatigue physique ou un manque d'énergie, ne vous blâmez pas pour cela, peut-être que vous devez simplement ralentir un peu et prendre un temps pour vous recentrer à votre intériorité. Quelques jours plus tard, vous aurez peut-être à l'inverse un trop-plein d'énergie et un grand besoin de vous défouler. Ce qui est merveilleux avec le kundalini yoga, c'est qu'il existe des centaines de kriyas, il y en a donc toujours un correspondant à notre énergie du jour, avec une approche plus ou moins douce, plus ou moins dynamisante... Gardez en tête qu'avec le kundalini, vous faites circuler dans votre corps une énergie qui apaise le mental et apporte de la vitalité.

Une pratique adaptée à mes besoins du jour

Écouter son corps, c'est primordial, mais vous devez également être à l'affût de vos émotions et besoins du moment. Par exemple, si vous vous sentez fatiguée, vous pouvez choisir de pratiquer un kriya qui va redonner de l'énergie au corps, ou si vous vous sentez angoissée, un kriya qui va calmer le système nerveux...

Je prends conscience de mes chakras

Les positions des chakras (voir p. 10), nos principaux centres d'énergie, correspondent aux principales glandes endocrines ou organes du corps (organes sexuels pour le 2e chakra, système digestif pour le 3e chakra, cœur pour le 4e chakra). Chaque chakra a une fonction énergétique bien précise qui a une influence sur notre bien-être physique et mental. En fonction de certaines périodes de la vie, on fonctionne plus avec certains chakras que d'autres et, selon nos besoins, certains de nos chakras ont besoin d'être renforcés plus que d'autres.

Travailler avec les chakras est non seulement bénéfique au développement psychologique, émotionnel et spirituel, mais peut également contribuer à une excellente santé physique. Par exemple, si on a des problèmes de digestion, on pourra pratiquer des kriyas axés sur le 3e chakra, ou plexus solaire, qui est lié au système digestif, avec des exercices agissant sur le foie et les intestins.

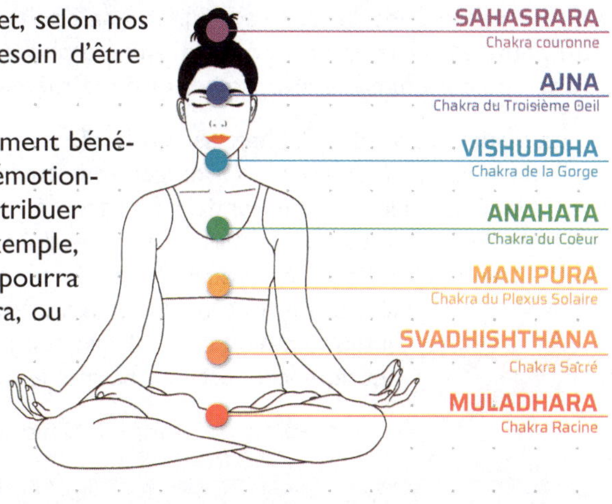

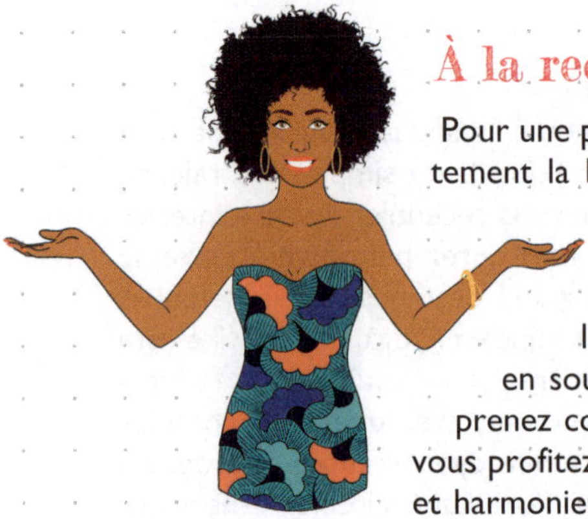

À la recherche de l'équilibre

Pour une personne saine et équilibrée, les 7 chakras fournissent exactement la bonne quantité d'énergie à chaque partie du corps et de l'esprit. Imaginez votre énergie répartie dans chacun de vos chakras. Si l'un est trop ouvert et tourne trop vite, ou s'il est trop fermé et tourne trop lentement, la globalité de votre énergie sera déséquilibrée, et votre bien-être en souffrira. Grâce aux rituels et kriyas du kundalini yoga, vous prenez conscience de vos chakras et, en apprenant à les équilibrer, vous profitez d'une vie en phase avec vos corps énergétiques, plus saine et harmonieuse !

Comment activer ses chakras : la magie du scan corporel

Il existe certains exercices de visualisation, comme le scan corporel, qui améliorent la santé de nos chakras. Il facilite la fluidité de l'énergie qui circule à l'intérieur de ceux-ci. Vous pouvez activer un seul chakra si vous voulez réguler une émotion particulière liée à l'un d'entre eux, ou bien méditer sur l'ensemble des chakras comme un circuit complet pour réguler votre état émotionnel.

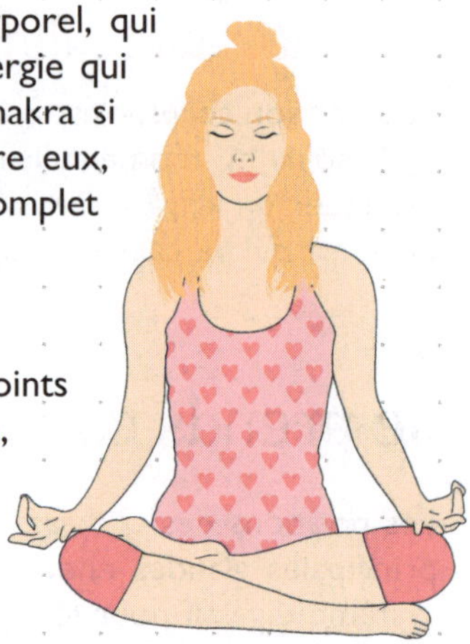

La posture de base

Asseyez-vous en tailleur, le pouce et l'index de chaque main joints (en *gyan mudra*, gestuel des mains qui aide à la concentration, pouce et majeur joints, paume vers le ciel), le dos des mains reposant sur les genoux. La respiration est calme, longue et profonde et se fait par le nez.

Comment faire ?

Dirigez votre attention sur l'endroit du corps où se situe le chakra, puis commencez à visualiser une petite étincelle correspondant à sa couleur. Au fur et à mesure de la méditation, cette petite étincelle grandit pour devenir de plus en plus flamboyante et finalement éclater en une boule de lumière vive, toujours de la même couleur.

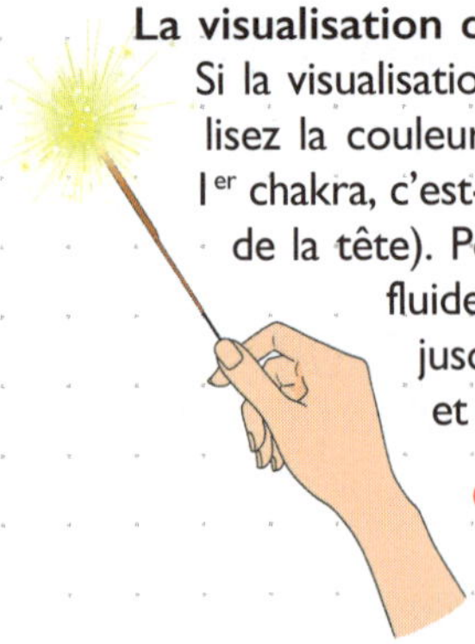

La visualisation des 7 chakras, en bref…

Si la visualisation consiste à diriger son attention vers l'ensemble des 7 chakras, visualisez la couleur correspondant à chacun à tour de rôle. Commencez toujours par le 1er chakra, c'est-à-dire le chakra racine, et finissez par le 7e, le chakra coronal (au sommet de la tête). Pour finir, visualisez une lumière briller fortement et circuler de manière fluide à travers tous vos chakras. Visualisez l'énergie circuler du chakra racine jusqu'au chakra coronal. Elle ressort de ce dernier par le haut de votre crâne et vous connecte en harmonie avec le reste de l'univers.

Combien de temps ? Minimum 1 minute par chakra.

À quel moment ?

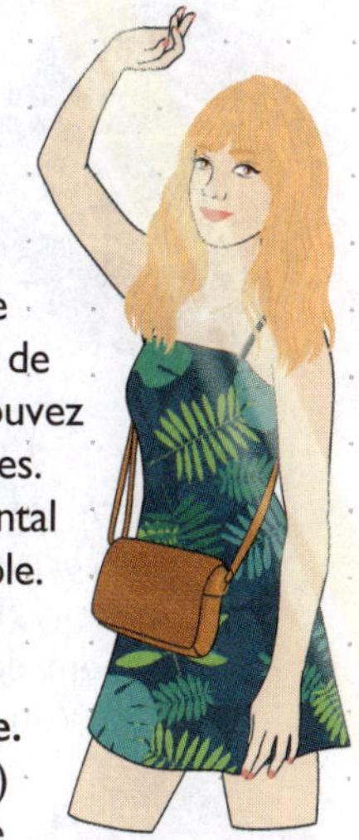

C'est un exercice de méditation et de visualisation qui peut se pratiquer quotidiennement si l'on souhaite harmoniser ses chakras, ou encore dès que l'on ressent le besoin de s'apaiser, d'augmenter sa force intérieure, de faire rayonner sa joie de vivre… Vous pouvez associer ces visualisations à une séance de yoga. Si vous pratiquez un kriya ciblé sur le 3e chakra (plexus solaire), vous pouvez porter votre attention dessus et le visualiser lors de la réalisation des postures. En cas de stress, vous pouvez également poser votre souffle et apaiser votre mental en portant votre attention sur le chakra du cœur, en le visualisant par exemple.

Le chakra racine

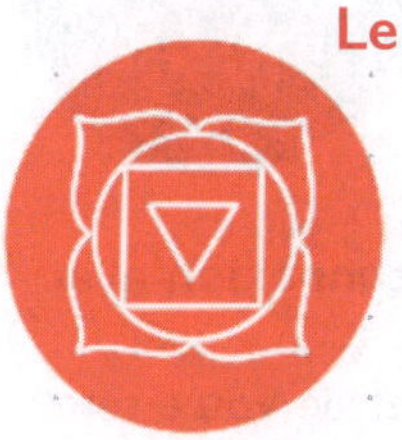

Ce chakra est lié à la sécurité financière et émotionnelle.

Comment l'activer ? Asseyez-vous en posture facile (tailleur) dans un endroit calme. Concentrez-vous sur votre souffle afin d'évacuer tout stress.

Portez votre attention sur la base de la colonne vertébrale, au niveau du périnée (la zone entre les organes génitaux et l'anus) et visualisez une lumière rouge virevoltante pulser au rythme de votre respiration. Sentez-vous enracinée, bien dans votre corps, stable et ancrée, en parfaite sécurité et ne faisant qu'une avec la vie.

Le chakra sacré

Ce chakra est lié à un bon équilibre des plaisirs de la vie : sexualité, alimentation saine, activités créatives…

Comment l'activer ? Déplacez votre attention dans la zone en dessous du nombril et visualiser une lumière orange qui vibre et brille au rythme de votre respiration. Sentez-vous pleine de vie, de joie, en parfaite harmonie avec vos 5 sens, sensuelle et sexy !

Le chakra du plexus solaire

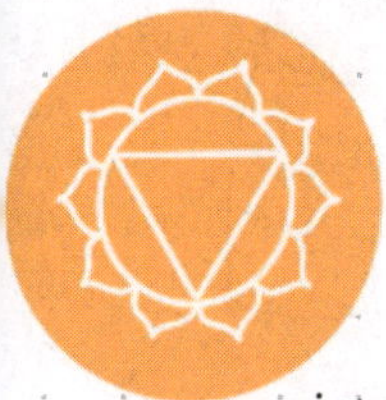

Ce chakra est lié à la confiance en soi, l'identité, le courage et la volonté personnelle.

Comment l'activer ? Placez votre attention en dessous du creux du sternum, une zone qui vous est familière car elle pulse particulièrement quand vous ressentez de l'amour ou encore de la peur. Visualisez une lumière jaune aussi intense que le rayonnement du soleil et qui tourne dans le sens des aiguilles d'une montre. Sentez-vous digne, volontaire et confiante en vos capacités.

Le chakra du cœur

Ce chakra est lié à la compassion et la bonté.

Comment l'activer ? Placez votre attention au niveau de votre cœur et visualisez une lumière verte qui pulse dans votre poitrine et vous remplit d'amour et de douceur. Vous vous sentez aimée et aimez toute chose.

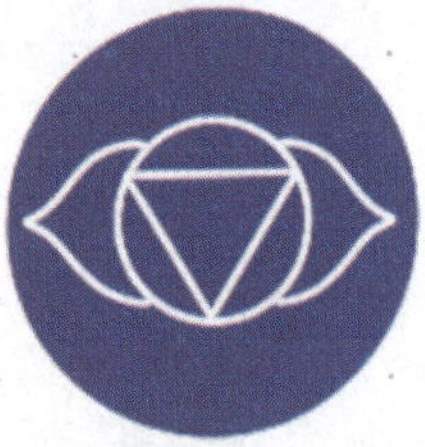

Le chakra de la gorge

Ce chakra est lié à une bonne communication avec les autres.

Comment l'activer ? Visualisez une lumière bleue dans votre gorge, au niveau du 5e chakra, qui est celui de la communication. Ressentez la créativité, l'envie de partager et l'harmonie en vous.

Le chakra du 3e œil

Ce chakra est lié la sagesse et l'intuition.

Comment l'activer ? Concentrez-vous au niveau du point situé entre vos deux sourcils (le 3e œil) en visualisant une lumière indigo, et ressentez un sentiment de calme, d'inspiration et de pure sagesse infuser en vous. Vous êtes intuitive, créative et connectée.

Le chakra de la couronne

Ce chakra est lié à la conscience et au sentiment de connexion avec l'univers.

Comment l'activer ? Imaginez une lumière intense au sommet de votre tête, de couleur violette qui brille. Sentez-vous en paix, reliée à l'univers.

Ma respiration consciente au quotidien

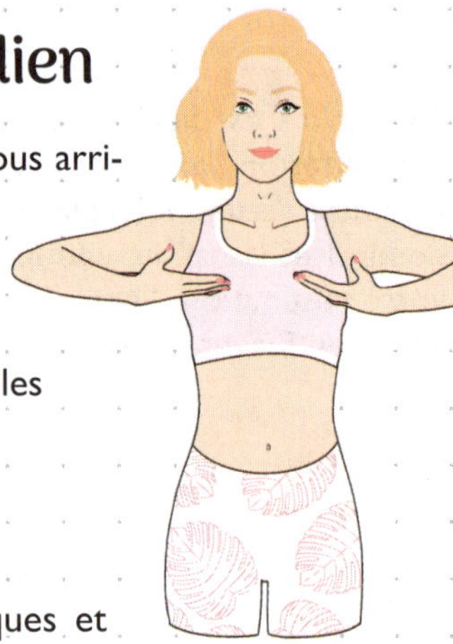

Nous respirons en moyenne 15 fois par minute, mais lorsque nous arrivons à ralentir le souffle à 4 respirations par minute seulement, nous contrôlons indirectement le flux de notre mental. Les comportements qui ne nous servent pas (irritation, colère, anxiété…) sont progressivement éliminés et remplacés par des réactions plus justes, grâce à un esprit calme et tranquille, quelles que soient les circonstances.

Les bienfaits

Lorsqu'on sait contrôler sa respiration, les effets physiologiques et psychiques induits tendent à briser les habitudes subconscientes du cerveau prédisposant à la peur et au sentiment d'insécurité.

En plus de venir détendre immédiatement le corps et le mental, contrôler sa respiration stimule la création d'endorphine, cette hormone du « bonheur » sécrétée par le cerveau qui aide à combattre la dépression (comme lors d'une séance de sport cardio, les gouttes de transpiration en moins !). Elle stimule également l'hypophyse, une glande située dans notre cerveau qui sécrète de nombreuses hormones (qui ont des effets sur notre croissance, nos organes sexuels, notre thyroïde…) et accroît l'intuition. Elle permet la bonne circulation vers le cerveau du liquide céphalo-rachidien qui apporte énergie et endurance.

Quand la faire ?

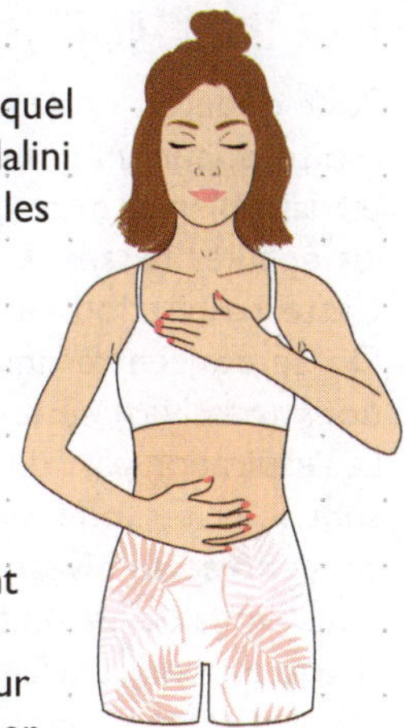

Cette respiration peut se pratiquer n'importe où et à n'importe quel moment : le matin, avant de partir travailler, pendant un kriya de kundalini yoga, mais aussi en pleine nature, assise à votre bureau et même dans les transports en commun…

Comment je m'y prends ?

Le dos bien droit, les épaules détendues, fermez les yeux, concentrez-vous sur votre inspiration et sur votre expiration. Votre souffle est le plus long et le plus profond possible (l'inspiration + l'expiration durent 15 à 20 s).
Sur votre inspiration, sentez votre cage thoracique qui s'élève en douceur comme si vous grandissiez, puis, sur votre expiration, sentez-la s'affaisser et toutes vos tensions retomber avec elle.

Ma respiration du feu au quotidien

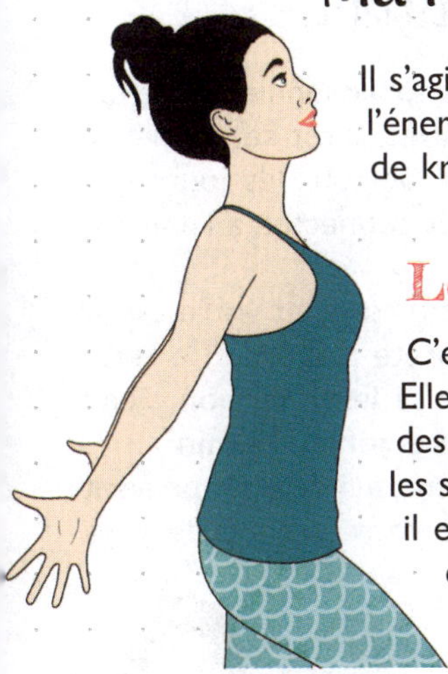

Il s'agit d'une respiration très puissante qui part du ventre. Elle génère de l'énergie et de la chaleur dans tout le corps. On la retrouve dans beaucoup de kriyas de kundalini yoga associée à différentes postures.

Les bienfaits

C'est une respiration de purification et de désintoxication du corps. Elle permet d'évacuer toutes les toxines des poumons, de la trachée, des vaisseaux sanguins et des cellules. Ces toxines sont éliminées par les systèmes sanguin et lymphatique. Lorsqu'on commence à la pratiquer, il est possible de ressentir des étourdissements ou de l'essoufflement car on met en marche le processus de détoxication du corps. Pas de panique, il n'y a pas de danger même s'il est important de la pratiquer avec mesure.

Quand la faire ?

Dès que vous vous sentez fatiguée, elle peut se pratiquer quelques instants afin de réveiller le corps et l'esprit, en apportant de la chaleur à tout l'organisme.
Quand l'éviter ? Ne pratiquez pas cette respiration durant les premiers jours de vos règles. Elle active comme une pompe la zone entre le nombril et les organes sexuels, aussi cela pourrait amplifier le flux sanguin.

Comment je m'y prends ?

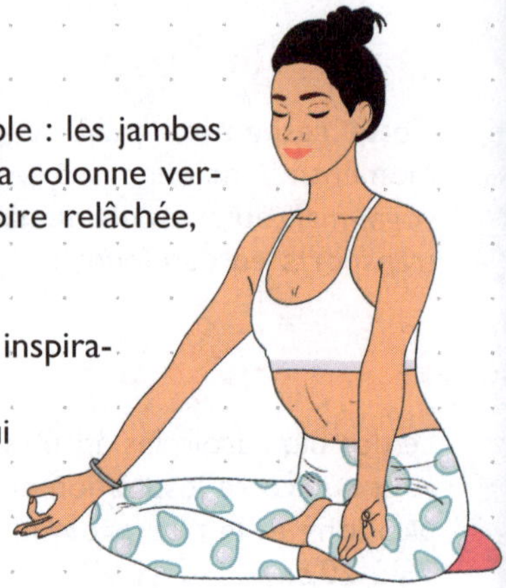

Pour débuter, on la pratique dans une posture assise confortable : les jambes croisées, sur un coussin de méditation pour plus de confort, la colonne vertébrale bien droite. L'attitude générale est détendue, la mâchoire relâchée, les épaules basses, le visage paisible.
Cette respiration se pratique par le nez, la bouche fermée.
On se concentre uniquement sur les expirations (actives), les inspirations (passives) se font de manière naturelle.
La respiration part du ventre. Ce sont les muscles abdominaux qui sont sollicités, on mobilise ainsi la formidable réserve d'énergie concentrée au niveau du nombril. Sur chacune de vos expirations, vous devez sentir votre ventre qui se contracte, comme si votre nombril allait toucher votre colonne vertébrale. Vous effectuez des expirations puissantes par les narines.
Combien de temps ? Le rythme de cette respiration est rapide et continu (2 respirations par seconde), vous pouvez la pratiquer durant 1 à 3 min, par exemple.

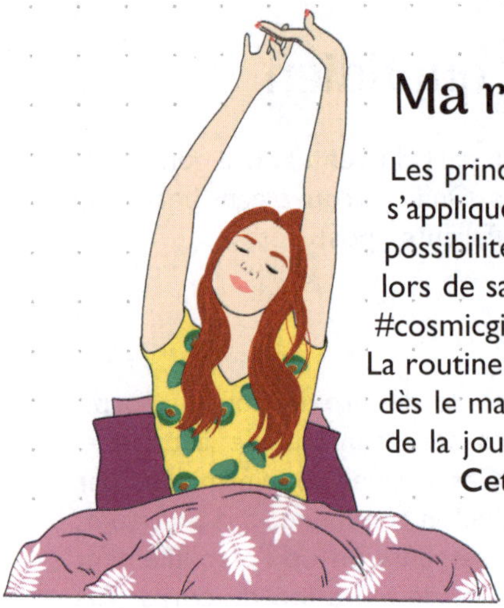

Ma routine kundalini matinale

Les principes du kundalini yoga sont une vraie philosophie de vie qui s'applique au quotidien dès le réveil ! Les suivre, c'est se donner la possibilité de se sentir aussi bien dans sa vie de tous les jours que lors de sa pratique : parfaitement à sa place et connectée à l'univers. #cosmicgirl !
La routine suivante vous aide à harmoniser votre corps et votre esprit dès le matin, pour vous sentir plus alerte et prête à aborder le reste de la journée. Une excellente méthode pour se lever du bon pied !
Cette routine matinale vous prendra environ 30 min.
Les différents rituels journaliers présentés ci-dessous peuvent se faire dans le prolongement de votre séance de yoga matinale.

Je réveille mon corps en douceur

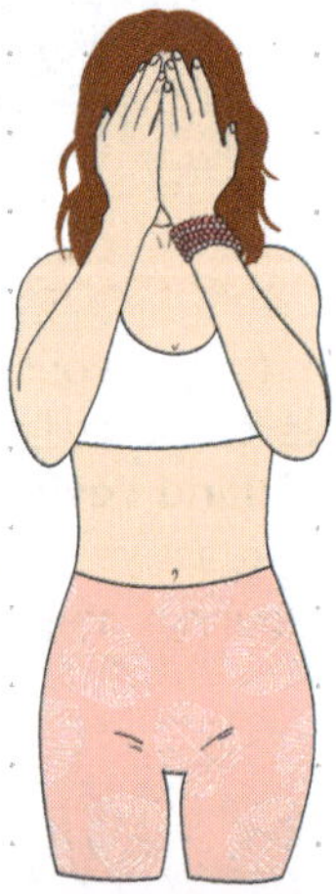

En traitant votre corps et votre esprit avec attention et bienveillance dès le réveil, c'est comme si vous choisissiez de venir activer sur votre mental le programme « happy life ».

Slowly wake up

- **Dans votre lit, au réveil**, restez les yeux fermés et massez les traits de votre visage avec vos mains. Massez votre peau avec douceur et bienveillance, en partant du bas du visage et en remontant doucement, de l'intérieur vers l'extérieur. Lentement, retirez les mains de votre visage, puis ouvrez les yeux. Prenez le temps de réveiller votre mental sans rush et surtout de vous reconnecter à vos sensations corporelles.

J'assouplis ma colonne

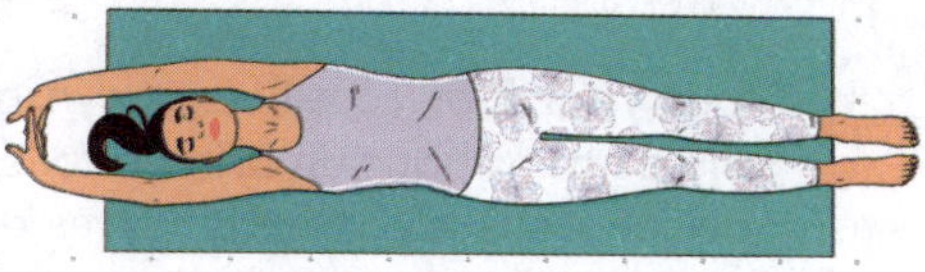

- **Tendez les bras au-dessus de la tête**, tirez sur les jambes en pointant les orteils et faites la **posture du chat** : étirez le menton, le cou, la poitrine et le dos vers le haut, afin de réveiller tous les muscles de votre corps et assouplir la colonne vertébrale.

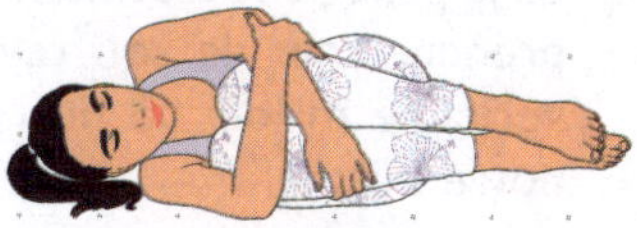

- **Tournez-vous sur le côté droit**, ramenez les genoux sur la poitrine un moment. Cet exercice permet d'étirer le bas du dos sans risque, il soulage d'éventuelles douleurs du dos et offre également un léger massage abdominal.

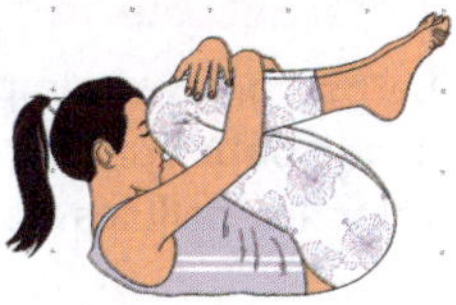

- **Remettez-vous sur le dos et tirez les genoux** sur la poitrine, nez relevé entre les genoux. Serrez les genoux avec les bras. Pour assouplir votre colonne vertébrale, étirez les épaules et la nuque et activez le chakra de la gorge (grâce à la contraction de la gorge dans cette posture), pour stimuler votre thyroïde et vos glandes parathyroïdes, essentielles à la régulation du système nerveux.

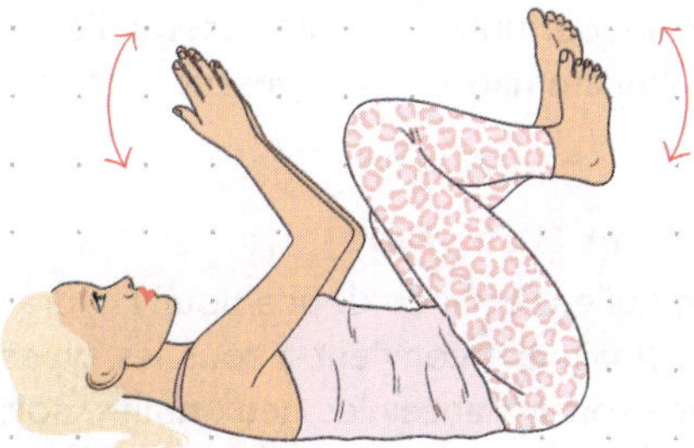

Je stimule mon organisme

- **Frottez ensuite rapidement les paumes de vos mains ensemble et les plantes de vos pieds ensemble.** Vous avez 72 000 nadis (canaux énergétiques) répartis à travers le corps, les portes d'entrée et de sortie étant situées dans vos extrémités. En stimulant ces dernières, vous relancez l'énergie qui circule ainsi dans tout votre corps.

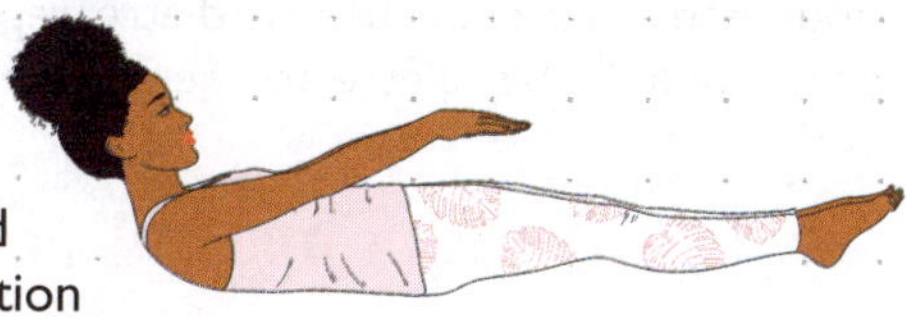

- **Faites une posture dite « de tension »** pour stimuler votre colonne, le centre du nombril et le système nerveux, pour vous sentir plus alerte et prête pour la journée : allongée, les jambes, les bras, les doigts tendus et le regard ouvert dirigé vers les orteils, pratiquez la respiration du feu durant 1 min. Vous activez ainsi tous les organes de votre système digestif et votre métabolisme en douceur.

Mon 1er geste détox de la journée

Commencez la journée en buvant un grand verre de jus de céleri bio (passé à la centrifugeuse ou à l'extracteur). Le céleri a une action détox très efficace qui permet l'élimination des

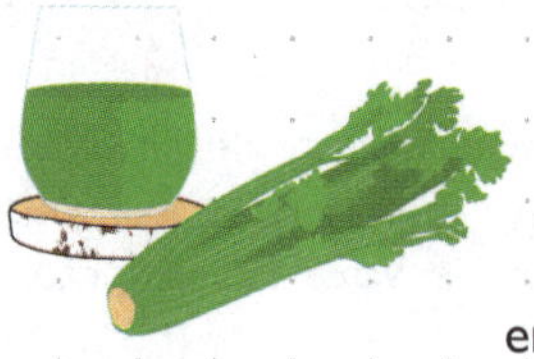

toxines. Il est aussi reconnu pour son action anti-inflammatoire pouvant réduire fortement l'acné. Ce jus frais vous permettra de tenir jusqu'au petit déjeuner et de savourer votre kriya matinal en vous sentant légère…

Une peau lumineuse en 3 étapes

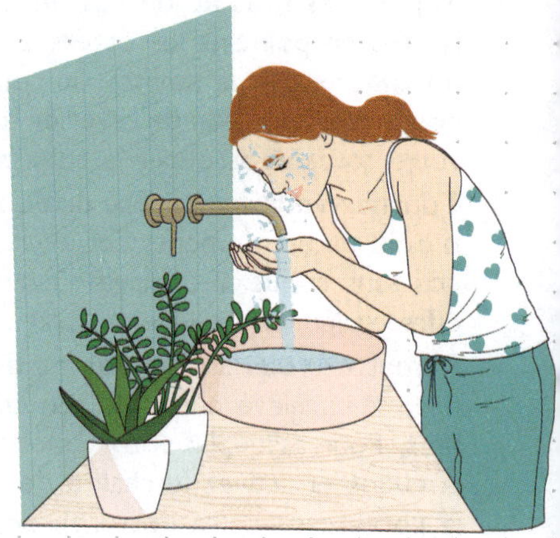

Vous voilà bien réveillée et dynamisée ! Direction la salle de bains pour un brin de toilette ritualisée façon yogique, dans les parfums suaves des huiles végétales et essentielles… Les rituels et l'hygiène quotidienne de la peau sont essentiels selon le kundalini yoga pour prendre soin de son rayonnement et de son éclat, véritable miroir de notre écologie intérieure et de notre beauté.

1. Je nettoie mon visage (tout type de peau)

Le matin, lavez simplement votre visage avec de l'eau froide pour stimuler la production de collagène, renouveler les cellules et rehausser l'éclat de votre teint.

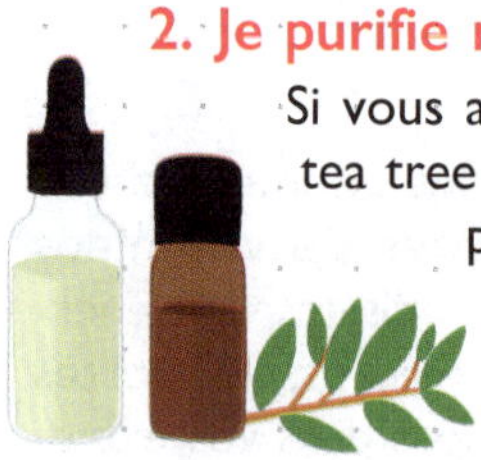

2. Je purifie ma peau grasse

Si vous avez une peau grasse à tendance acnéique, utilisez l'huile essentielle de tea tree (*Melaleuca alternifolia*) pour calmer l'inflammation en déposant 1 goutte pure sur chaque bouton.

3. J'hydrate et protège ma peau (tout type)

Massez votre peau avec un duo d'huile d'amande douce pour l'hydrater, idéale pour les peaux sèches (mais elle convient à tous les types de peau) et d'huile de santal pour la tonifier. Vous pouvez soit mélanger les deux huiles, soit les appliquer l'une après l'autre. Vous pouvez aussi ajouter quelques gouttes d'une troisième huile végétale en fonction de votre type de peau : jojoba pour une peau grasse, rose musquée pour une peau qui a besoin d'être régénérée ou de cicatriser, noyaux d'abricot pour une peau qui a besoin d'être tonifiée, macérat huileux de calendula pour les peaux sensibles…

Mon body wake up and cleaning

Mon massage détox corporel

- **1re étape : effectuez un brossage du corps à sec**, afin de libérer les pores de la peau, tout en activant la circulation sanguine et lymphatique (et donc la circulation des déchets !) pour favoriser l'élimination des toxines. En raffermissant vos tissus, le brossage à sec permet de lutter contre la cellulite et la « peau d'orange ». Brossez-vous avec douceur, des extrémités du corps (mains et pieds) vers le cœur, durant 3 min.

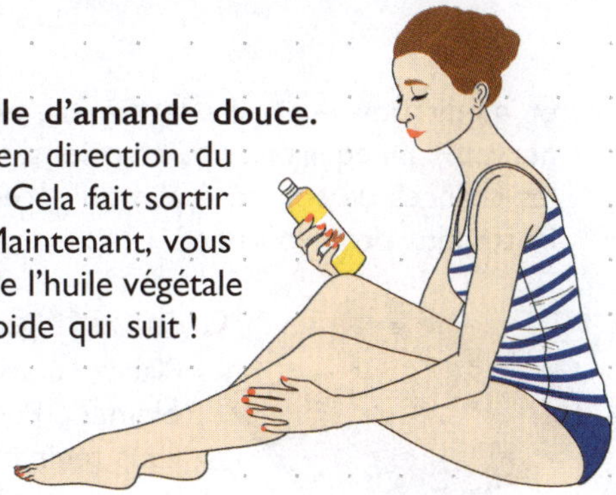

▻ **2e étape : massez tout votre corps avec de l'huile d'amande douce.** Massez-vous des épaules jusqu'aux pieds, toujours en direction du cœur, avec de l'huile d'amande douce, durant 3 min. Cela fait sortir les toxines par les pores ouverts et nourrit la peau. Maintenant, vous êtes prête pour une douche froide ! Se masser avec de l'huile végétale réchauffe le corps et aide à supporter la douche froide qui suit !

Ma douche à l'eau froide pour détoxifier mon organisme

La pratique de la douche froide est sans aucun doute la meilleure façon de détoxifier, équilibrer et régénérer le système endocrinien. En améliorant la circulation sanguine, elle permet de nettoyer les organes et rajeunit le système glandulaire.
Commencez par mouiller vos pieds, puis remontez le jet d'eau sur les jambes, sur les cuisses, sur l'abdomen jusqu'aux épaules, durant environ 2 min…
Ensuite frottez-vous avec une serviette propre pour retirer l'excédent d'huile.

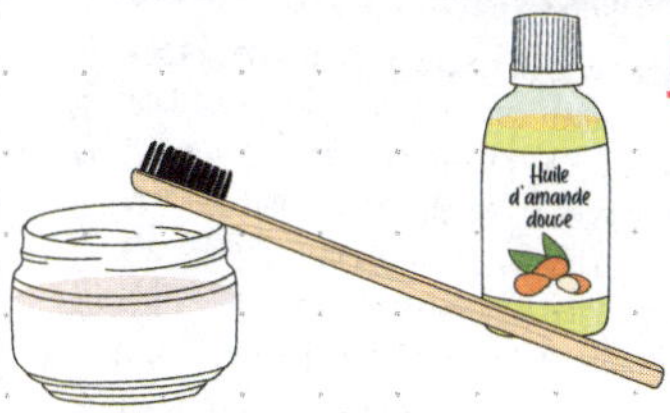

Je prends soin de ma bouche (5 min)

Véritable rituel de soin quotidien, ce massage des muqueuses de la bouche évacue en profondeur les toxines rejetées par le corps sur la langue durant la nuit…

▻ Rincez-vous la bouche avec 1 c. à s. rase (pas plus) d'huile de sésame pendant une longue minute et recrachez-la. Elle emportera avec elle microbes et bactéries.

▻ Brossez-vous les dents et les gencives avec une poudre naturelle composée d'1 portion de sel pour 2 portions de potassium d'alun (on en trouve en poudre en magasin bio) qui permet d'éviter les gingivites.

▻ Massez en douceur l'arrière de la langue avec votre brosse à dents. C'est utile pour évacuer le mucus accumulé par les amygdales durant la nuit qui retiennent les toxines du corps.

▻ Brossez-vous aussi la langue pour en décharger les toxines qui s'y déposent.

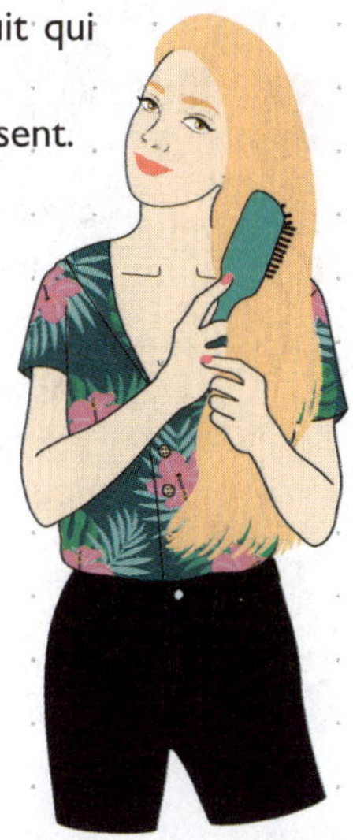

Je brosse mes cheveux

Chaque jour, brossez votre chevelure pour la débarrasser des impuretés accumulées au fil de la journée, mais aussi pour répartir le sébum produit naturellement par les glandes sébacées du crâne, garantissant une brillance et une protection saine à vos longueurs ! Peignez vos cheveux de haut en bas à l'aide d'un peigne en bois.

Mon yoga kriya matinal

Vous vous sentez merveilleusement détendue et fin prête pour enchaîner sur votre kriya matinal ! Cette séquence de yoga – qui associe posture et méditation – clarifie le mental, redonne de l'énergie au corps et renforce le système nerveux qui équilibre nos émotions, notre niveau de stress et notre anxiété. On met toutes les chances de son côté afin de gérer au mieux les petits aléas de la vie et les événements inattendus de la journée !

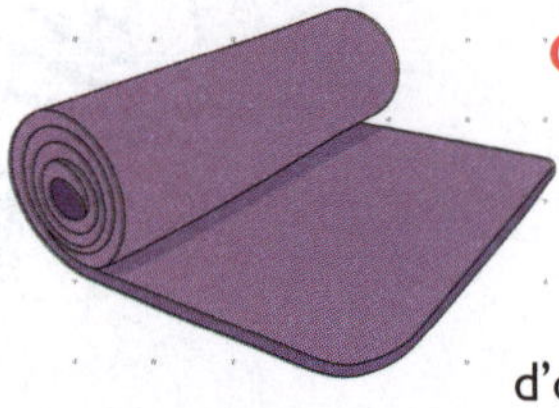

Comment je m'y prends ?

Placez au sol un tapis ou un coussin afin de vous installer confortablement. Prévoyez éventuellement un châle ou une couverture pour vous tenir chaud. Installée en posture simple (tailleur) devant votre autel, ouvrez l'espace de la pratique en répétant 3 fois les 2 mantras d'ouverture, l'Adi mantra et le Mangala charan mantra (voir p. 30).

Combien de temps ? 15 min (version courte) à 25 min environ (version longue) pour l'ensemble du kriya qui inclut une posture de yoga et une méditation chantée.

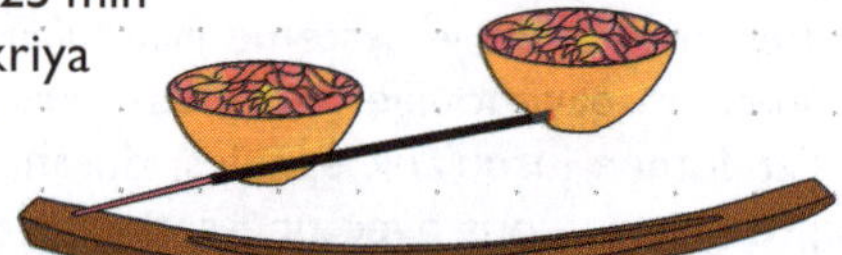

Posez une intention pour la journée. Quelque chose que vous souhaitez attirer dans votre vie, une attitude que vous souhaitez développer (force, confiance, rayonnement…), ou au contraire des réactions émotionnelles que vous espérez diminuer (peur, doute, confusion)…

> **Mon petit espace de méditation à la maison**
> Vous pouvez créer un petit autel qui sera le rappel constant de votre engagement vis-à-vis de vous-même. Vous pouvez y disposer des fleurs, des bougies, de l'encens prêt à être allumé, des coquillages ou cailloux récoltés lors d'un moment joyeux, des images de personnages inspirants (spirituels ou pas). Accrochez également au mur une phrase ou un mantra inspirant.

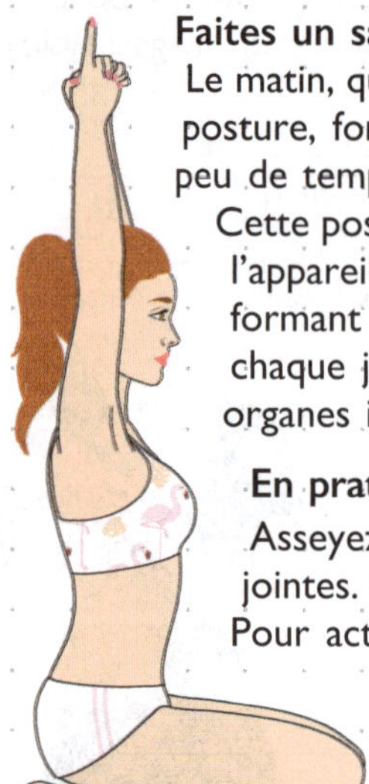

Faites un sat kriya pour stimuler votre énergie vitale

Le matin, quelques minutes suffisent pour s'ancrer dans la pratique avec une seule posture, fondamentale dans le kundalini yoga, qui est idéale si vous disposez de peu de temps : le sat kriya.

Cette posture unique stimule l'énergie de la kundalini (voir p. 54), renforce tout l'appareil génital et active la circulation naturelle de l'énergie vitale, la transformant en énergie créative et d'autoguérison. Le sat kriya est recommandé chaque jour car il améliore l'état de santé et de bien-être général : tous les organes internes reçoivent un doux massage durant l'exercice.

En pratique

Asseyez-vous sur les talons, bras tendus au-dessus de la tête, les paumes jointes. Croisez les doigts en gardant les index pointés vers le haut.

Pour activer une circulation fluide de l'énergie vitale, les femmes croisent le pouce gauche sur le pouce droit (les hommes le pouce droit sur le pouce gauche). Chantez SAT en contractant le centre du nombril vers la colonne et NAM en le relâchant, tout en respirant normalement.

Pour une pratique progressive, faites la posture du sat kriya durant 3 min, puis détendez-vous 2 min. Augmentez les temps au fur et à mesure et en fonction de vos disponibilités (jusqu'à 11, voire 31 min pour les plus motivées).

Ma daily méditation avec un mantra chanté

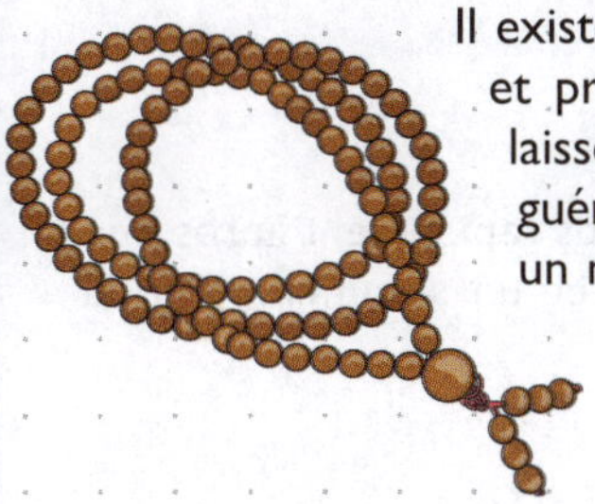

Il existe de nombreuses méditations en kundalini : pour attirer abondance et prospérité, ouvrir son cœur, lutter contre une mauvaise habitude, laisser derrière soi les erreurs du passé, réduire le stress, favoriser la guérison, gagner en confiance en soi… Choisissez une méditation avec un mantra à chanter sur 40 jours par exemple (voir p. 21) pour attirer quelque chose dans votre vie, développer une qualité ou diminuer un sentiment désagréable.

Idéalement, pratiquez la méditation que vous avez choisie quotidiennement au minimum 3 min et jusqu'à 11 min (ou plus), en fonction du temps dont vous disposez.

Exemple : Ma méditation pour activer la réalisation de mes désirs (cycle de 40 jours)

Mon mantra successfull : répétez les syllabes « *Har har har…* », en continu (sur le R, la langue roule sur le palais). Chantez de façon continue, en projetant le son à partir du centre abdominal, et en utilisant le bout de la langue. Har est un mantra très connu en kundalini, qui signifie « victoire ! ». Les vibrations de ce puissant mantra assurent la réalisation de vos projets, apportent la joie, le succès et la sécurité et peuvent combler vos manques dans votre vie quotidienne…

Vous pouvez utiliser en fond sonore la version chantée entraînante d'Amanbir Singh et Ferez Kallos, tirée de l'album *Akal Groove II.*

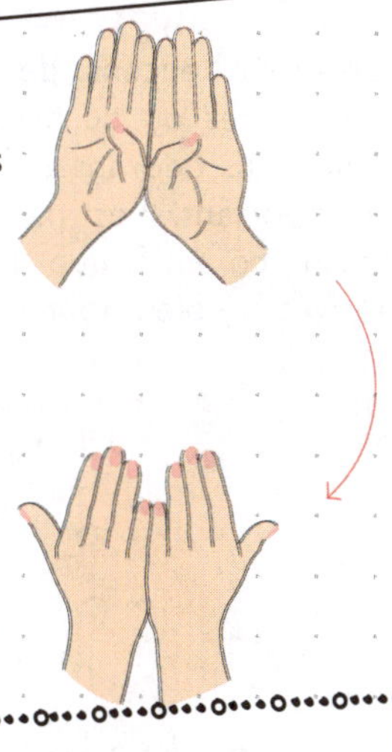

Mon mudra de la prospérité (gestes rituels avec les mains)
En répétant le mantra, frappez en même temps les tranches des mains l'une contre l'autre, en alternance. Lorsque les paumes sont tournées vers le haut, les auriculaires (et la base des paumes sont frappés les uns contre les autres. Lorsque les paumes sont tournées vers le bas, les index et les pouces (sous nos mains) sont frappés les uns contre les autres.

Un mudra, c'est quoi ?
Mudra est un mot sanskrit qui désigne une position codifiée et symbolique des mains. Les mudras sont un aspect essentiel du kundalini yoga et des alliés dans la pratique de la méditation. Chaque zone de la main est une zone réflexe correspondant à une partie du corps et du cerveau, mais aussi à différents états émotionnels et comportements… De cette manière, nos mains sont le miroir du corps, de l'esprit et de l'univers.
Chacun de vos doigts renvoie à une énergie spécifique. En les étirant, en les croisant ou en exerçant certaines pressions entre eux, il est possible de parler au corps comme au mental. Les mudras réalisés en kundalini éveilleront des énergies favorables à l'évolution de votre conscience. Associés à une respiration spécifique, ils intensifieront votre concentration, et associés à un mantra, ils permettront à votre mental de lâcher prise.

Pour clôturer votre séance : inspirez profondément, retenez l'air plusieurs secondes poumons pleins et ressentez le mantra imprégner chacune de vos cellules. Expirez et détendez-vous. Vous êtes prête à affronter votre journée !

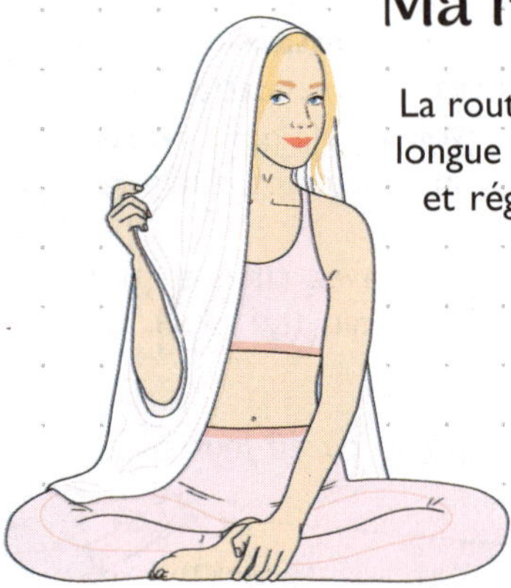

Ma routine kundalini du soir

La routine du soir va vous aider à vous apaiser plus rapidement après une longue journée parfois stressante, et vous assurer un sommeil profond et régénérateur.

Ma méditation zen attitude

Votre premier réflexe, lorsque vous rentrez le soir après une journée bien remplie : vous accorder un moment de yoga et de méditation pour vous détendre profondément et évacuer vos tensions.

Je purifie l'espace de ma pratique

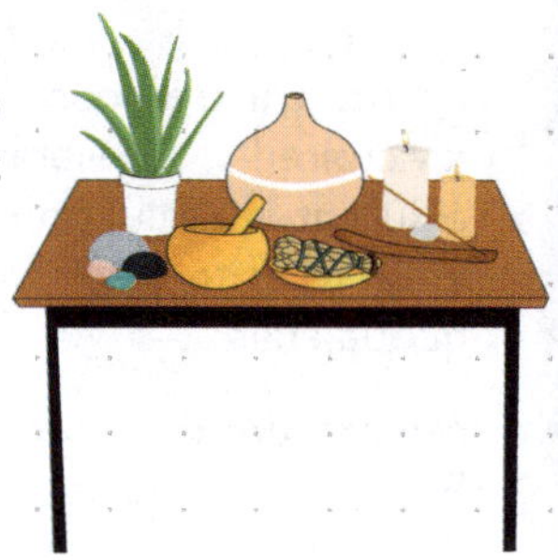

Allumez de l'encens, de la sauge blanche (*Salvia apiana*) aux vertus assainissantes ou du palo santo. On dit que ce bois sacré, qui est l'un des plus odorant au monde, possède aussi un pouvoir purificateur important. Il est particulièrement utilisé lors de rituels par les chamans en Amérique du Sud pour purifier un lieu des énergies négatives ou bien pour nettoyer l'aura d'une personne.

Je me centre en chantant un mantra apaisant

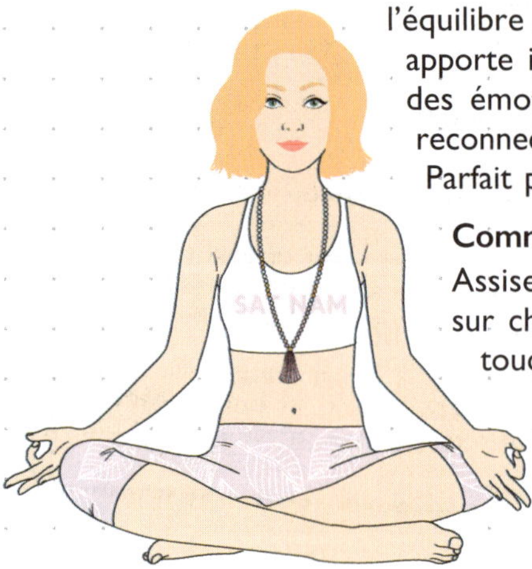

La méditation Kirtan kriya est favorable à l'équilibre émotionnel et au développement de l'intuition, elle apporte instantanément un apaisement mental, aide à se libérer des émotions envahissantes en amenant le calme intérieur et reconnecte à l'instant présent en favorisant la pleine conscience. Parfait pour vous détendre de votre journée !

Comment je m'y prends ?

Assise en demi-lotus, les bras tendus, les mains déposées sur chaque genou en gyan mudra (le pouce et l'index qui se touchent), le regard centré sur le 3e œil au milieu des sourcils, répétez le mantra Sa Ta Na Ma. Sa Ta Na Ma renvoie au cycle de la vie : « infini, vie, mort, renaissance »,

qui permet de s'aligner avec notre véritable personne et de lâcher les (mauvaises) habitudes qui nous desservent.
En récitant le mantra, vous allez activer un mudra spécifique sur chaque son ou syllabe. Touchez avec la pulpe du pouce le bout d'un doigt de chaque main, en crochetant à chaque fois ces deux doigts :

- Pouce sur index : énoncez SA, vous connectez votre mental à l'énergie de l'infini afin de vous apporter la connaissance.
- Pouce sur majeur : énoncez TA, vous activez la capacité de sagesse, d'intelligence et de patience.
- Pouce sur annulaire : énoncez NA, vous boostez vos capacités de vitalité et d'énergie vitale
- Pouce sur auriculaire : énoncez MA, vous stimulez votre capacité de communication.

Répétez le mantra 3 fois, 9 min en tout : 3 min à haute voix, 3 min à voix basse et 3 min intérieurement. Si vous avez peu de temps, faites un cycle d'1 min à chaque fois.

Je dîne léger

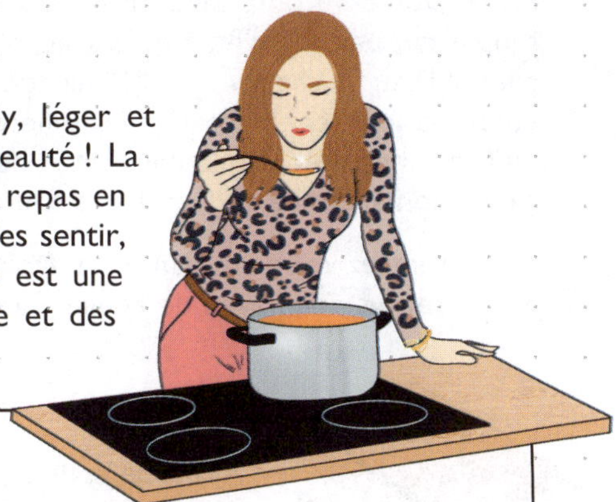

Au menu le soir, privilégiez un dîner veggie healthy, léger et équilibré. Un bon combo pour finir la journée en beauté ! La préparation du repas est tout aussi essentielle que le repas en lui-même. Prenez le temps de préparer les aliments, les sentir, les toucher, les découper… Cuisiner en conscience est une forme de méditation. Mettez-y une énergie positive et des pensées de bien-être et de ressourcement !

Ma petite soupe yogi détox

Cette soupe nettoie les intestins et purifie la peau. Elle est également idéale en repas quotidien du soir si vous cherchez à vous délester de quelques kilos.

Ingrédients (pour 2 portions)

- 4 branches de céleri
- 1 botte de persil
- 4-5 courgettes moyennes
- 1 branche de menthe
- ½ c. à c. de poivre noir moulu
- 25 g de fromage blanc

Faites cuire à la vapeur le céleri, le persil, les courgettes et la menthe pendant environ 15 min jusqu'à leur ramollissement. Passez l'ensemble au mixeur. Saupoudrez de poivre noir. Servez avec du fromage blanc.

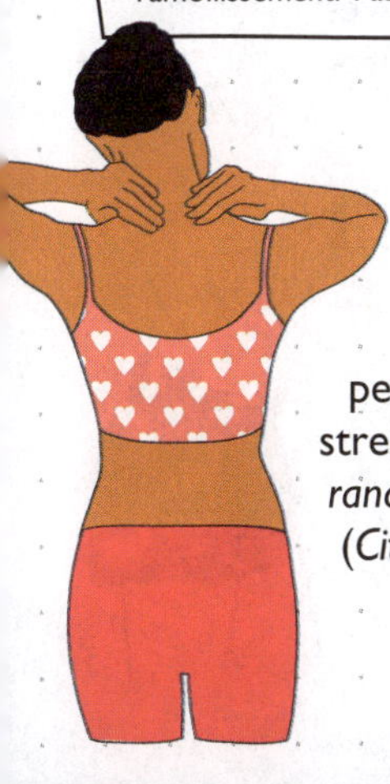

Mon massage douceur après ma toilette

Comme au réveil, prenez le temps de masser chaque partie de votre corps avec un mélange d'huile végétale d'amande douce, qui hydrate la peau, et une huile essentielle relaxante qui détend le mental et atténue le stress, à choisir parmi les suivantes ou à mélanger : marjolaine (*Origanum majorana*), ylang-ylang (*Cananga odorata*), lavande (*Lavandula angustifolia*), mandarine (*Citrus reticulata*).

Mon rituel self love

Mélangez 3 gouttes d'huile essentielle à 15 gouttes d'huile végétale d'amande douce ou de noyaux d'abricot. Massez tout votre corps du bas vers le haut, en effectuant des petits cercles avec vos doigts dans le sens des aiguilles d'une montre durant quelques minutes. Répétez avec une infinie bienveillance envers vous-même : « Je suis belle, je m'aime, je remercie l'univers pour la santé de mon corps et de mes organes. »

Musique suggérée : *Japji* de Bachan Kaur. *Jap* signifie « répéter » et *Ji* signifie « âme ». *Japji* est l'une des cinq prières quotidiennes des sikhs. Écouter sa récitation chantée dès le matin a un effet apaisant sur le mental.

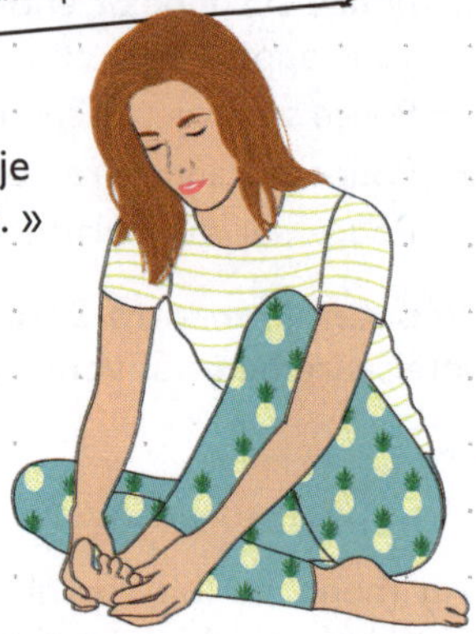

Mon bain de pieds à l'eau froide

Après votre automassage antistress, effectuez un petit rituel simple qui permet d'être en forme toute l'année ! Ce bain de pieds à l'eau fraîche favorise l'élimination de la chaleur accumulée durant la journée. Il réactive les différents systèmes : neurovégétatif, hormonal et immunitaire et il décongestionne. Il améliore la circulation sanguine et favorise la fonte des graisses.

Trempez vos pieds dans l'eau froide durant 1 à 2 min, puis frottez-les avec une serviette et massez-les enfin avec de l'huile d'amande douce (ou une autre huile végétale).

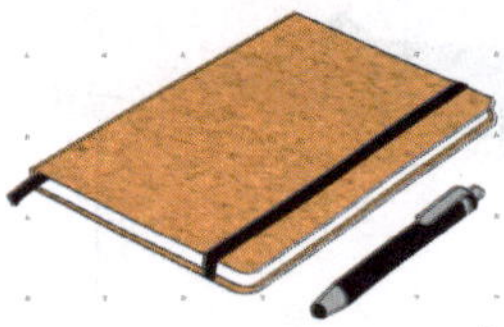

J'utilise mon cahier de gratitude

Avant de vous coucher, remplissez votre cahier de gratitudes (un BuJo, ou Bullet Journal®, que vous pouvez consacrer à l'écriture de vos petits plaisirs chaque jour), pour mettre en lumière les petites joies (et grands bonheurs) de votre quotidien, une source inépuisable de satisfactions !

La liste de mes petits bonheurs

Listez 5 choses positives qui vous sont arrivées aujourd'hui. Remerciez ainsi l'univers pour ses cadeaux et prenez conscience de toutes les choses positives de votre vie. Car même lors des périodes difficiles, il y a toujours des événements qui redonnent le smile et réchauffent le cœur !

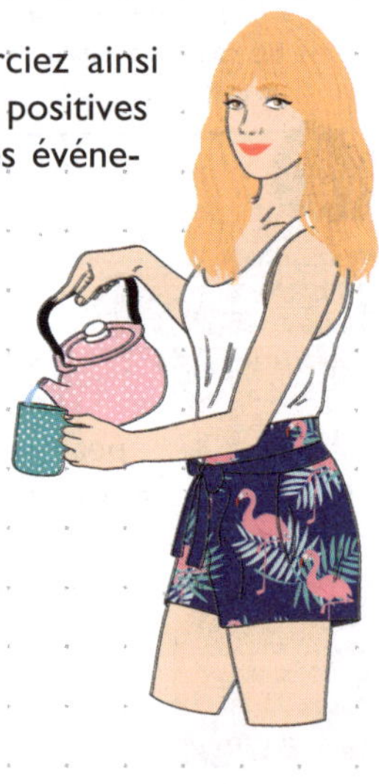

Je me prépare au sommeil de manière apaisée

Ma tisane happy night

Les tisanes aux plantes sont idéales pour éliminer les déchets de votre corps et drainer votre organisme, surtout pendant le sommeil, durant lequel les reins éliminent l'eau et les déchets. Vous vous réveillerez tonique et fraîche !

Le soir, buvez une tisane de camomille, une plante qui a un effet relaxant et qui prépare au sommeil. Elle est également excellente pour les troubles de la digestion et les acidités gastriques, donc idéale après un repas.

➾ Pour 1 tasse de tisane de camomille, utilisez 1 c. à s. de plante (environ 3 à 9 g). Faites bouillir 25 cl d'eau (environ 1 tasse) et laissez infuser 10 min. Buvez-en une tasse 1 heure avant de vous coucher.

Ma respiration lunaire pour un sommeil rapide

Il existe une routine puissante et efficace qui aide à se détendre et à trouver rapidement un sommeil profond et régénérateur. Selon la tradition indienne du pranayama (en lien avec le contrôle du souffle), la narine gauche aspire naturellement le courant magnétique, appelé « courant lunaire ». Une respiration uniquement effectuée par la narine gauche apaise donc l'agitation mentale, responsable des difficultés d'endormissement. Le circuit énergétique activé dans le corps détend aussi le cœur et le plexus solaire (3e chakra) et permet au système digestif d'être plus facilement drainé pendant le sommeil.

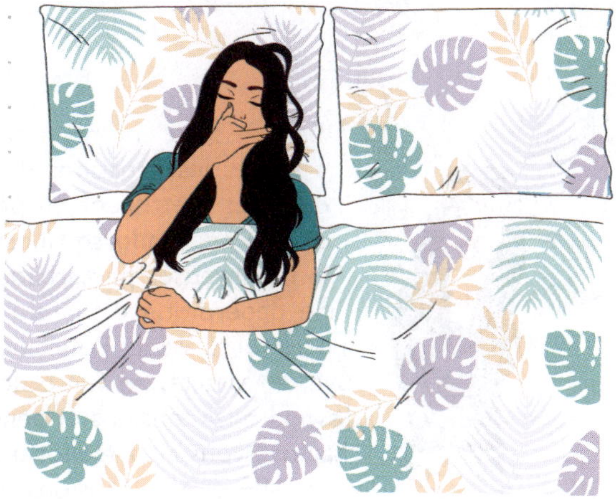

Mon rituel lunaire « sweet dreams »

Allongez-vous dans votre lit, sur le dos, puis bouchez votre narine droite et respirez lentement et longuement par la narine gauche. Dès que la respiration devient régulière et se ralentit, vous passez plus rapidement les étapes préliminaires du sommeil et atteignez un état de sommeil profond. Au réveil, vous sortez du sommeil avec plus de facilité et vous vous sentez régénérée.

CHAPITRE 4

MON KUNDALINI YOGA ANTISTRESS ET ENERGY

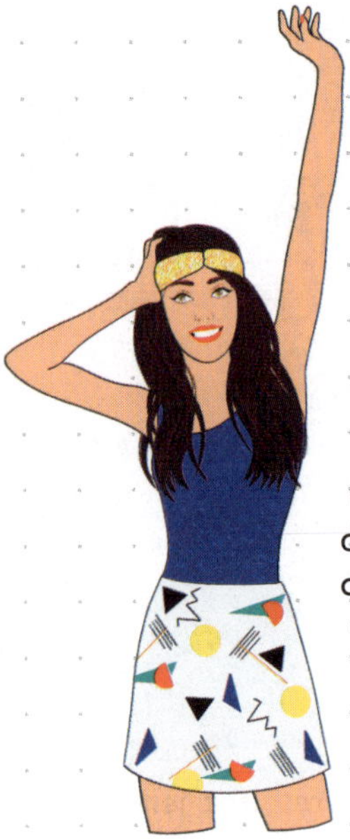

Le stress est une réaction du corps nécessaire et vitale pour nous adapter à toutes les situations du quotidien. Il nous alerte des dangers potentiels qui nous mettraient en péril et nous permet d'agir. Pour autant, le stress devient néfaste lorsqu'il est récurrent, voire permanent, car il entraîne alors de nombreuses perturbations physiologiques et psychologiques qui causent une déperdition d'énergie à notre organisme et une perte importante de notre force vitale. Pourtant, le stress peut être transformé en énergie positive, en vitalité, en force de vie, en créativité. Ainsi, nous pouvons à la fois dissoudre les tensions et bénéficier d'une énergie nouvelle. Tout au long de ce chapitre, vous allez explorer le passage du stress à la vitalité et voir comment vous libérer des tensions à travers des kriyas, des méditations, des cures détox… En renforçant ainsi votre santé, vous vous sentirez sereine, apaisée et incroyablement vivante !

Fatigue chronique, stress et émotivité

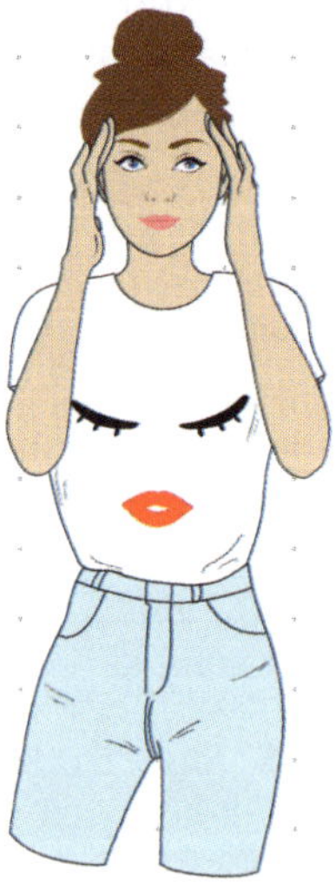

Le stress, ça vient d'où ?

Le stress naît de l'agitation de notre mental. D'après les enseignements yogiques, le mental humain se divise en mental négatif, en mental positif et en mental neutre. Le mental négatif est lié à notre état de stress. Il est réactif, protecteur et anticipe les obstacles sur notre route afin de prévenir de tout danger. Il nous rend sensible à la douleur et nous alerte en cas de danger (on va, par exemple, se méfier des flammes qui peuvent nous brûler). Le stress est donc à l'origine un allié. C'est lorsqu'il est chronique que les choses deviennent problématiques et qu'il peut rendre notre quotidien invivable : il devient oxydatif et peut alors agresser notre organisme et son fonctionnement.

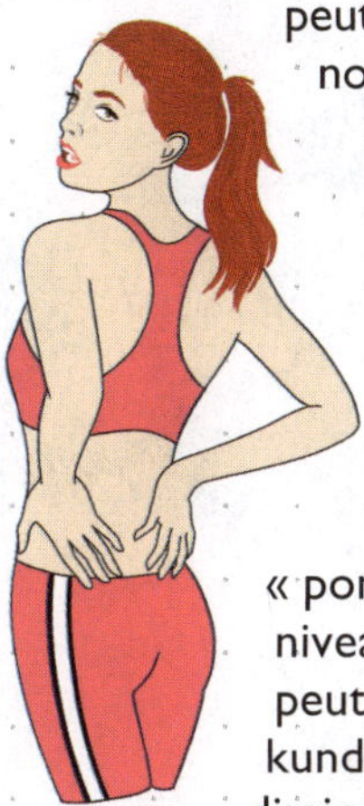

Les effets du stress sur nos états émotionnels et notre énergie physique

Lorsque vous vivez un événement douloureux ou que vous avez du mal à gérer une situation, il est courant d'avoir une réaction émotionnelle disproportionnée (colère, peur, tristesse…). Cette réaction excessive vient « pomper » votre énergie vitale, créant un désordre interne et des blocages au niveau de vos méridiens (ou canaux d'énergie) et de vos organes vitaux. On peut avoir mal au ventre ou à la tête, ressentir des tensions corporelles, etc. Le kundalini yoga est un outil merveilleux pour apprendre à maîtriser ses émotions, diminuer son stress et préserver son énergie de vie.

Les causes de la fatigue

Un état de stress permanent s'associe souvent à une grande fatigue physique et mentale… Quelle que soit l'origine de notre fatigue, elle est toujours étroitement liée à :

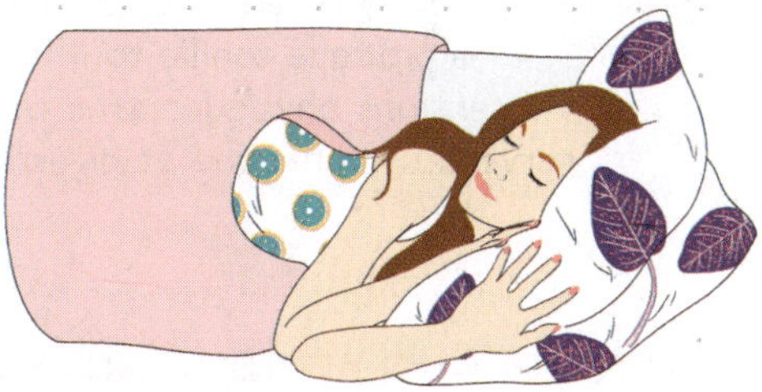

- nos habitudes de vie : alimentation, sport… Notre façon de nous alimenter joue un rôle déterminant sur notre énergie physique et mentale et donc notre fatigue. Un manque de vitamines, de fer ou encore de magnésium est bien souvent la source d'un état de fatigue chronique. Les excitants (alcool, café, tabac…) épuisent notre système nerveux. Un entraînement physique trop intense peut aussi induire un état de fatigue s'il ne laisse pas assez de place à la récupération…,
- notre environnement : l'environnement physique (ville, nature, bruit…), familial, professionnel (surmenage ou inactivité), la saison (fatigue hivernale liée à un déficit de lumière solaire)…,
- notre sommeil (décalages horaires répétés, nuits trop courtes…).

Comment surmonter la fatigue et le stress ?

Détendez à la fois votre corps et votre mental

À un niveau spirituel et physique, les exercices de respiration et de méditation apportent un immense sentiment de paix intérieure. La respiration est un outil exceptionnel, qui permet d'agir à la fois sur le plan physique et sur le plan mental. Il suffit de l'observer lorsque nous traversons de fortes émotions : notre respiration est directement altérée. Lorsqu'on arrive à la maîtriser, il est possible de calmer sa tête et son corps.

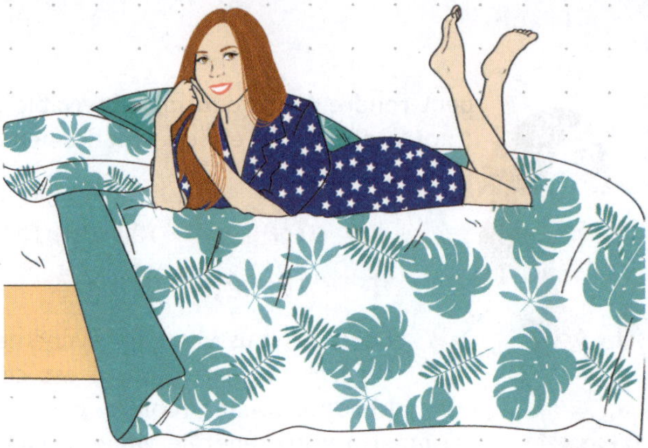

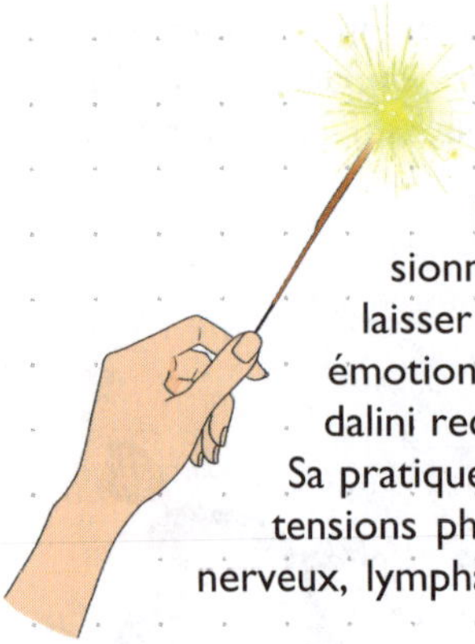

Laissez les émotions enfouies s'exprimer

Le kundalini yoga est une pratique puissante, revitalisante, qui occasionne parfois la libération d'émotions très intenses. Il faut justement les laisser s'exprimer pour dégager les blocages énergétiques qui recèlent des émotions refoulées, engendrant un stress et une fatigue permanents. Le kundalini recentre et permet de fixer son mental uniquement sur l'instant présent. Sa pratique tonifie tout le corps en faisant bouger, transpirer et ainsi évacuer les tensions physiques avec pour objectif de rééquilibrer et relancer notre système nerveux, lymphatique et digestif.

Activez le pouvoir d'un mental neutre et détaché

L'anxiété crée des sentiments envahissants de peur, d'inquiétude et de crainte, parce que nous faisons des suppositions sur l'avenir sans prendre le temps de vivre pleinement l'instant présent. L'un des principaux atouts du kundalini est de développer un mental neutre (voir p. 12) permettant de prendre de la distance et de se détacher des vieux schémas de survie et de peur permanente, de réduire le stress né de l'agitation du mental et de retrouver la liberté de choisir ce qui correspond vraiment à nos besoins profonds, en nous sentant plus centrée.

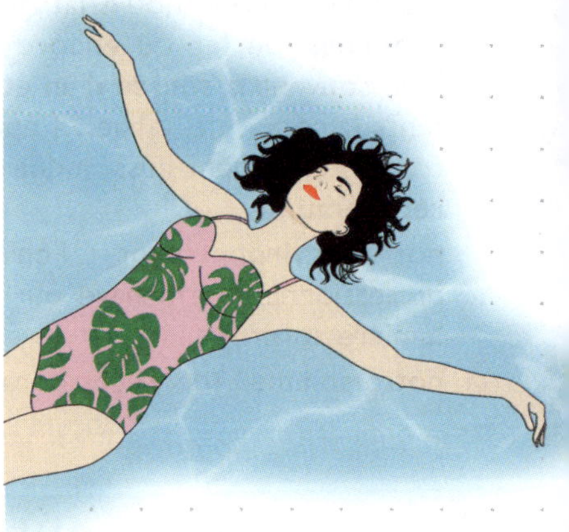

Ma journée no stress

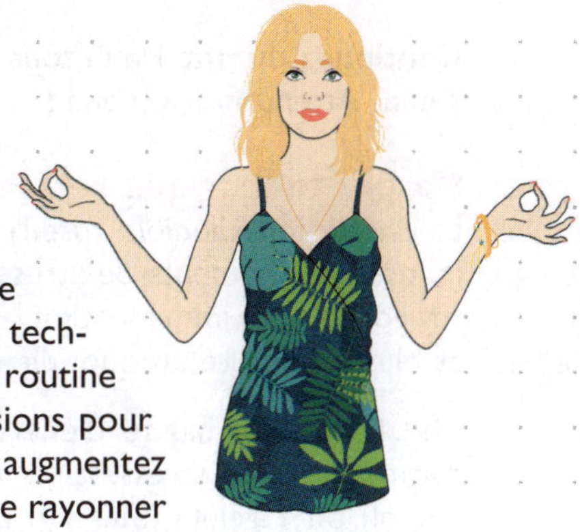

Bien souvent, il est possible de sentir le stress pointer le bout de son nez : baisse d'énergie ou au contraire hyper-activité, nervosité, manque de concentration… Aux premiers signaux d'alarme perçus, mettez en place dès le matin une mini-routine de quelques jours, comprenant des gestes et des techniques de respiration et de visualisation très simples. Cette routine no stress va permettre de vous apaiser et d'évacuer vos tensions pour retrouver un état de sérénité et de légèreté durable. Vous augmentez ainsi votre « empowerment », c'est-à-dire votre capacité à faire rayonner votre énergie positive, vous vous sentez plus légère et confiante en la vie !

Au réveil

Je respire et je me détends

Hors de question de commencer la journée en état de stress pour affronter les mille activités qui vous attendent aujourd'hui ! Au réveil, dès que vous ouvrez les yeux, concentrez-vous sur une respiration abdominale longue et profonde durant 1 minute.

Je m'étire avec la stretch pose

Dans votre lit, étirez-vous de tout votre long, bâillez, puis faites un étirement typique du kundalini yoga : la stretch pose.
Cette posture active le 3e chakra, ou plexus solaire (l'estime de soi), en renforçant la zone abdominale. Notre ventre est notre deuxième cerveau, contenant 200 milions de neurones reliés à notre cerveau. Toutes nos émotions se logent autour de notre nombril. La mauvaise santé de nos intestins peut influer sur notre mental et notre système nerveux et nous rendre d'humeur maussade, tout comme il suffit d'une légère angoisse, une inquiétude pour que notre ventre devienne dur, noué et douloureux, et que notre respiration se trouve altérée… Avec un centre abdominal fort, on est plus à même de gérer les imprévus du quotidien qui engendrent bien souvent du stress ou de l'anxiété. On devient ainsi maîtresse de sa vie.

Stretch pose + respiration du feu = super power pour la journée !

Combinée à la respiration du feu qui crée de l'énergie et de la chaleur en purifiant les poumons et l'organisme, la stretch pose est une excellente posture pour démarrer chacune de ses journées en se sentant puissante et confiante.

Comment je m'y prends ?

Levez la tête et les pieds d'environ 20 cm du sol. Amenez les bras au-dessus du matelas, les paumes se faisant face. Fixez vos orteils. Faites la respiration du feu en contractant le ventre à chaque expiration (voir p. 68), sauf si vous êtes dans vos 3 premiers jours de menstruation ou bien enceinte.

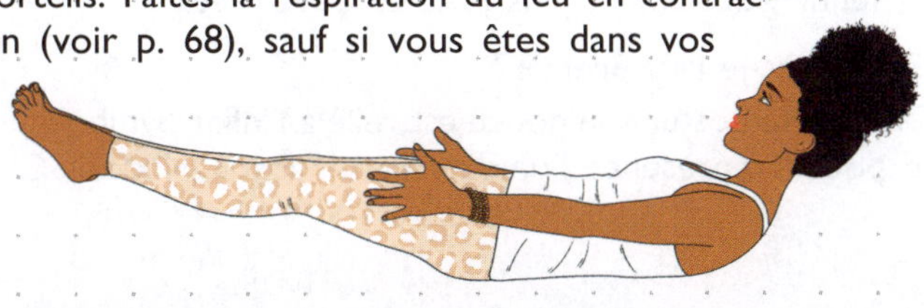

Continuez durant 1 min tous les matins, puis augmentez la durée au fur et à mesure jusqu'à 7 min. Attention, ça pique !

Ma plante magique relaxante et revigorante

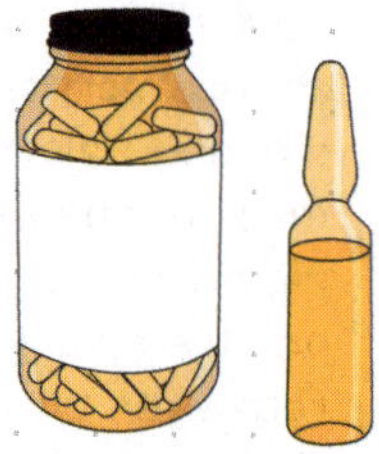

La rhodiole (*Rhodiola rosea*) : c'est une plante adaptogène qui aide à surmonter les moments de stress ; elle a une action anti-déprime, antifatigue, revigorante et immunostimulante, pour un meilleur équilibre émotionnel et plus de vitalité au quotidien.

➾ En cas de baisse d'énergie et lorsque vous traversez une période d'agitation et de stress, faites une cure de 20 jours, en prenant 1 ampoule (10 ml) ou 1 gélule (300 mg) par jour, le matin à jeun.

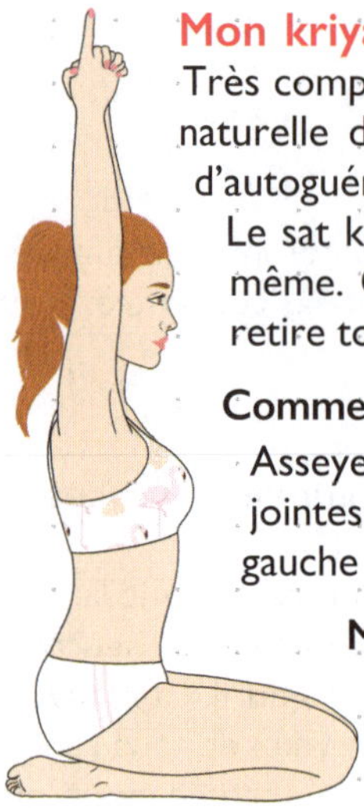

Mon kriya yoga no stress : sat kriya

Très complet, le sat kriya renforce tout l'appareil génital et stimule la circulation naturelle de l'énergie sexuelle tout en la transformant en énergie créative et d'autoguérison. #fullpower !

Le sat kriya est un exercice fondamental du kundalini yoga, qui se suffit à lui-même. On dit qu'il peut passer à travers tous les blocages du mental, on en retire tous les bienfaits en le pratiquant tous les jours au moins 3 min (ou plus).

Comment je m'y prends ?

Asseyez-vous sur les talons, bras tendus au-dessus de la tête, les paumes jointes. Croisez les doigts en gardant les index pointés vers le haut, le pouce gauche sur le pouce droit.

Mon mantra associé, pour gagner confiance en moi

Chantez SAT en tirant le centre du nombril vers l'arrière et NAM en le relâchant (*sat nam* signifie « ma véritable identité »). Ce mantra renforce la confiance en soi, chasse la confusion et l'anxiété).

Dans la journée

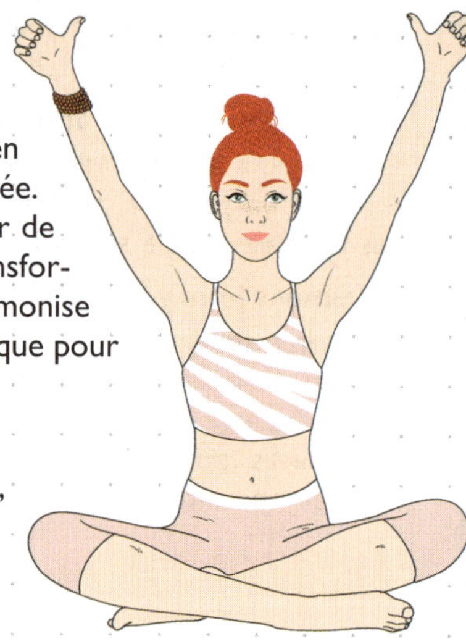

En cas de coup de stress : la posture ego eradicator

Cette posture peut faire immédiatement tomber la pression en cas de coup de speed, à n'importe quel moment de la journée. Comme son nom l'indique, son but est de minimiser le pouvoir de l'ego ou du mental ; plus précisément, de le canaliser, de le transformer et de l'équilibrer afin de le mettre au repos. La posture harmonise aussi les hémisphères du cerveau et consolide le champ magnétique pour se sentir globalement plus centrée et apaisée.

Comment je m'y prends ?

Dans cette posture, le pouce est relié à l'infini. Symboliquement, le pouce représente l'unique, l'un, l'absolu, l'idéal. C'est le

symbole de l'énergie divine, de l'énergie universelle, qui circule dans le corps, non conditionnée par nos tendances.
Assise en demi-lotus, repliez le bout des doigts sur la partie charnue supérieure de la paume en écartant les pouces à angle droit. Levez les bras latéralement à 60° et pratiquez la respiration du feu. Continuez durant 3 min.

Pour terminer, inspirez, retenez le souffle et joignez le bout des pouces au-dessus de la tête. Expirez en étirant les bras tout en les baissant de part et d'autre du buste.

Détendez-vous et prenez le temps de ressentir à quel point vous vous sentez énergisée et centrée.

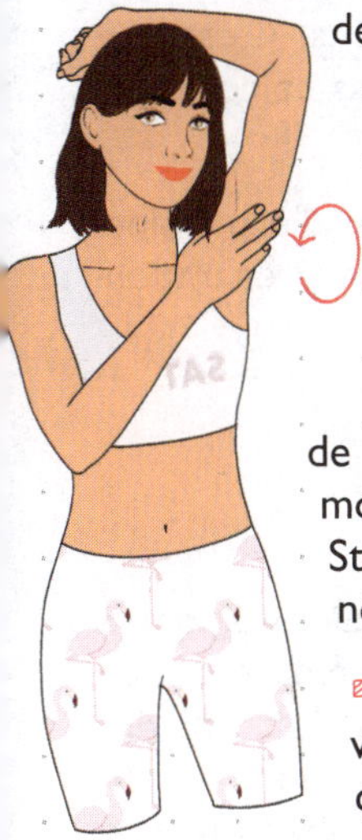

Mon automassage pour chasser la fatigue et me détendre

En cas de coup de mou lié au stress, vous pouvez stimuler la zone des aisselles en les massant délicatement. Les aisselles sont situées à la jonction de nos deux systèmes nerveux : le système nerveux central (le cerveau et la moelle épinière) et le système nerveux périphérique (les ganglions et les nerfs). Stimuler ces parties permet d'équilibrer notre système nerveux, de réduire notre stress et de ressentir un regain rapide d'énergie.

➾ Saisissez vos coudes et levez vos bras au-dessus de la tête, en étirant vraiment vos aisselles. Massez les zones en effectuant de petits mouvements concentriques avec les doigts durant 1 à 3 min.

Ma marche méditative ou breathwalk

La marche est un bon vecteur de méditation : elle permet de se fixer un point à atteindre et d'aller vers lui physiquement tout en se vidant la tête. Méditer en marchant permet d'éliminer ses angoisses, car les tensions mentales s'évacuent dans le mouvement spontané de la marche. Cet exercice procure énergie et lucidité. Abusez-en toute l'année, et particulièrement sur un trajet avant un entretien ou un événement stressant !

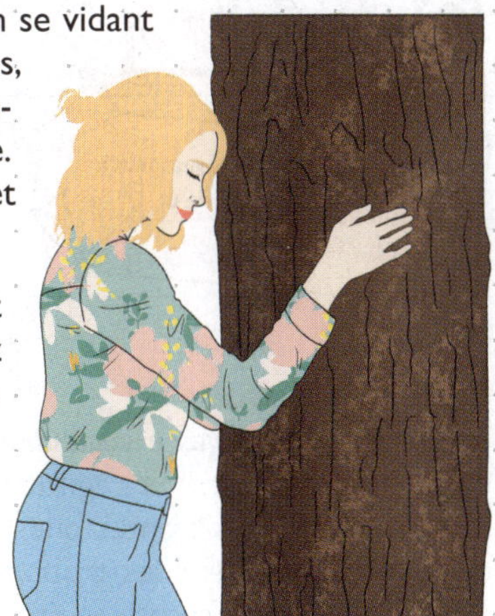

➾ Marchez régulièrement et inspirez par le nez en faisant 4 pas, puis expirez par le nez en faisant 4 autres pas. Répétez cet exercice de longues minutes (au moins un quart d'heure pour commencer à vous détendre).

Mon mantra Sa Ta Na Ma

Vous pouvez aussi rythmer votre marche sur les sons ancestraux du mantra Sa Ta Na Ma (infini, vie, mort, renaissance, voir p. 46), le cycle de la création, pour avancer sur votre propre chemin, vers votre propre destinée tout en laissant derrière vous l'anxiété, le stress et les angoisses.

Prononcez une syllabe mentalement lors de chaque expiration, à chaque pas, et effectuez un mudra en même temps : joignez au pouce l'index (SA), puis le majeur (TA), puis l'annulaire (NA) et enfin l'auriculaire (MA).
Respirez selon ce schéma durant 3 min, puis continuez à marcher normalement pendant 5 min.

Ma plante magique énergétique : le ginseng

Le ginseng (*Panax ginseng*) est bourré de bienfaits énergisants et revitalisants. C'est une véritable petite bombe pour vous redonner un coup de peps en cas de stress et de baisse d'énergie.

➾ Utilisez 1 cm de racine de ginseng (ou 2 c. à c. de poudre) dans 2 verres d'eau froide. Faites bouillir quelques minutes, puis laissez infuser durant 10 min. Filtrez la préparation. Buvez 2 ou 3 tasses de cette tisane tonifiante dans la journée.

Le soir

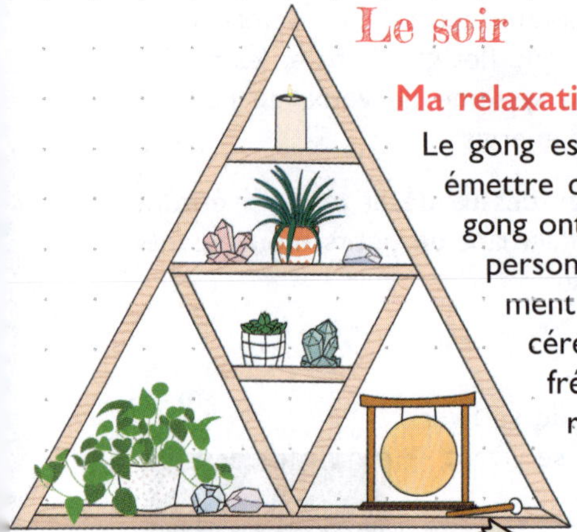

Ma relaxation au son du gong

Le gong est un instrument métallique de forme circulaire servant à émettre divers sons graves et profonds. Les sons qui émanent d'un gong ont un pouvoir très puissant sur le mental et sur le corps des personnes qui les écoutent. Non seulement, les sons du gong calment et apaisent l'esprit (#relax), mais aussi ils stimulent l'activité cérébrale, et en particulier l'imagerie mentale et créative. Il est fréquent de percevoir des formes et des couleurs lors d'une relaxation au son du gong. Les vibrations émises par le gong dénouent les tensions physiques et émotionnelles, diminuent le stress et/ou la douleur.

➾ Allongez-vous dans une posture de relaxation totale et laissez-vous porter par les vagues sonores du gong dans le morceau suivant : *Infinite Bliss Waheguru* de Yogi Amandeep Singh (disponible sur iTunes).

Vous trouverez de nombreux autres enregistrements de sessions de gong sur Internet.

Ma tisane cocooning

L'aubépine (*Crataegus oxyacantha*) a de nombreuses vertus tranquillisantes, antistress et régulatrices du système nerveux. C'est une des meilleures plantes que l'on peut prendre le soir pour diminuer en douceur les troubles du sommeil. Associée à d'autres plantes sédatives et calmantes comme la valériane (*Valeriana officinalis*), la mélisse (*Melissa officinalis*) ou encore la camomille allemande (*Matricaria recutita*), elle vous fera glisser très vite dans les bras de Morphée.

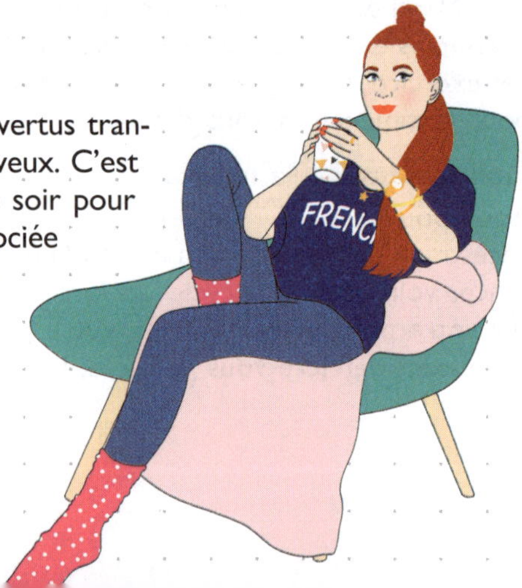

Préparez 1 tisane avec ½ c. à c. de plante par tasse (3 plantes maximum en mélange). Faites bouillir et laissez infuser 10 min. Buvez-en une tasse le soir, 1 heure avant d'aller vous coucher.

Si vous préférez, vous pouvez utiliser la valériane en phytothérapie pour bénéficier de ses propriétés sédatives (en teinture-mère ou préparation hydroalcoolique, que vous trouverez en pharmacie, herboristerie ou magasin bio). Diluez 30 gouttes dans un peu d'eau ou dans une infusion, à prendre avant le repas du soir, durant au moins 3 semaines.

La respiration de la lune pour m'endormir de manière apaisée

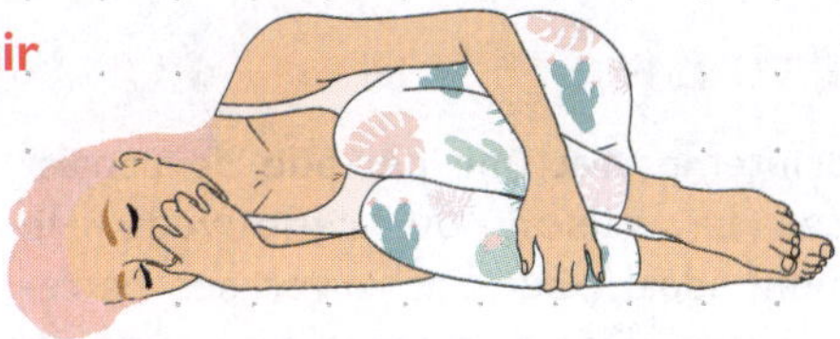

Dans votre lit, allongez-vous sur le côté droit ou gauche, le dos courbé et la tête inclinée et rapprochée des jambes et des cuisses réunies et repliées sur le torse (comme la position du fœtus).

Respirez de manière alternée. Avec l'un de vos pouces, bouchez votre narine droite. Ensuite, inspirez doucement par la narine gauche. Pour expirer, fermez la narine gauche et expulsez l'air retenu par la narine droite. Répétez plusieurs fois l'exercice. Au fur et à mesure, vous vous sentez plus calme et vos muscles se détendent.

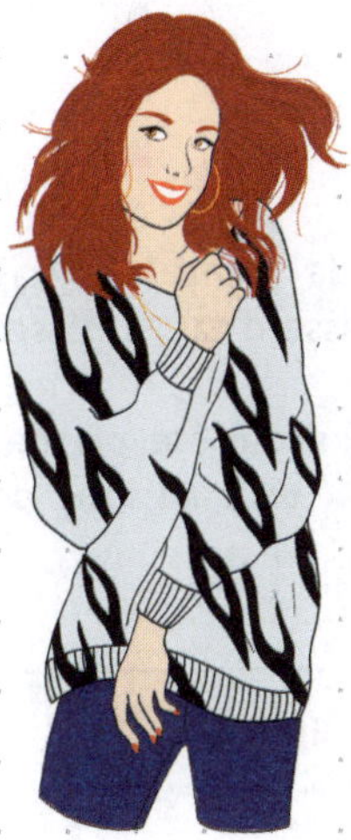

Mes routines energy au fil des saisons

Il existe des astuces très simples pour booster son énergie au quotidien afin d'avoir la pêche toute l'année, booster son système immunitaire et amplifier son good mood.
Le stress, la pollution, les mauvaises habitudes alimentaires et un rythme de vie survolté génèrent des toxines qui encombrent l'organisme et entraînent un stress oxydatif qui nous est nuisible autant mentalement que physiquement. Pour que l'organisme puisse fonctionner au mieux, un grand nettoyage s'impose, en éliminant les déchets qui le ralentissent.

Mes cures détox tout au long de l'année

Au printemps et à l'automne, une cure de saison détox est nécessaire afin que le corps puisse décompresser et se débarrasser de toutes les impuretés qui l'asphyxient via une routine détox.

Quand ?

- À l'entrée de l'hiver, et dès qu'on se sent fatiguée physiquement et mentalement, c'est la cure energy qui paraît nécessaire.
- À l'arrivée du printemps, c'est une cure détox qu'on doit suivre durant plusieurs jours afin d'opérer un grand nettoyage physique et mental.

Combien de temps ?

Minimum 5 jours afin que le corps ait le temps de se détoxifier en profondeur et de refaire le plein de minéraux et de vitamines.

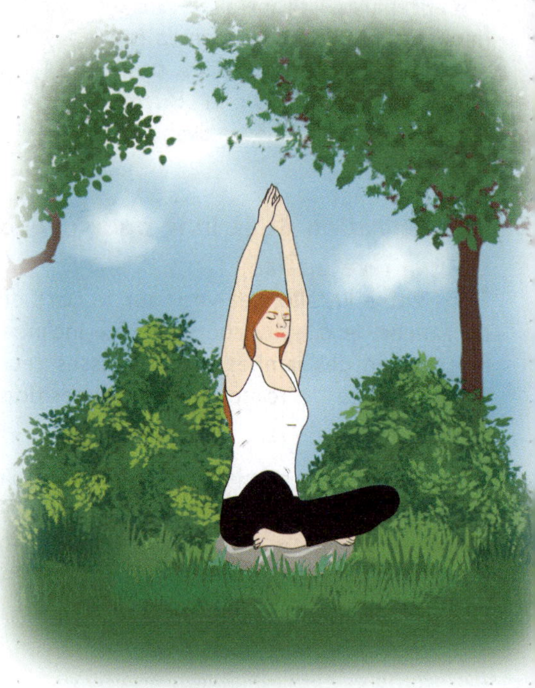

Ma routine printemps-été

Le printemps est une période de renaissance. La saison du renouveau, le moment idéal pour recharger ses batteries et détoxifier son organisme avec un grand nettoyage de printemps. À cette période-là, on stimule le foie et la vésicule biliaire, qui correspondent au 3e chakra (plexus solaire, lié à la sphère digestive, mais aussi au rayonnement personnel, la confiance en soi…).

Mes infusions détox estivales

Voici 2 tisanes qui soutiennent l'organisme dans son travail de nettoyage et de détoxification en accélérant le processus de drainage.

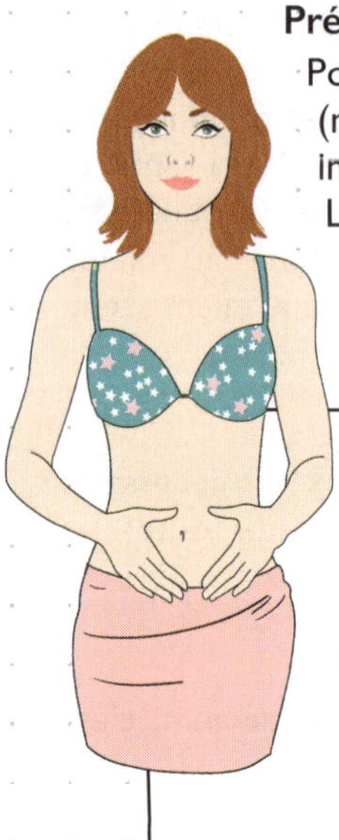

Préparation

Portez à ébullition 15 cl d'eau additionnée d'1 c. à s. de plante en vrac (mélange de 2 ou 3 plantes ci-dessous au choix) pour 1 tasse d'eau, à laisser infuser 10 min.

Les tisanes peuvent se boire chaudes ou froides après avoir été placées au frais. Vous pourrez ainsi siroter votre tisane détox tout au long de la journée.

Ma tisane détoxifiante du foie

Les plantes : romarin, chardon-marie, pissenlit, boldo, artichaut.
Elles aident le foie dans son travail d'élimination et d'épuration des toxines accumulées qui l'encombrent et le ralentissent. Une détox indispensable particulièrement à l'arrivée du printemps.

➡ 3 ou 4 tasses par jour à boire après ou entre chaque repas afin de lutter contre les troubles digestifs.

Ma tisane aux vertus digestives

Les plantes : menthe, fenouil, mélisse, réglisse, gingembre, cannelle, camomille.
Idéales pour éviter tout problème de digestion, constipation occasionnelle, ballonnements, acidité, bref, tout ce qui est inconfortable et ralentit le travail de détoxication du foie et le fonctionnement des organes digestifs.

➡ 3 ou 4 tasses par jour à boire après ou entre chaque repas afin de lutter contre les troubles digestifs.

Mon kriya détox (prana apana) spécial printemps : nabhi kriya

Ce kriya équilibre les énergies du prana (l'énergie qui nous nourrit) et d'apana (l'énergie qui nous purifie) en agissant sur le 3e chakra au centre du nombril. Il donne du tonus, améliore le fonctionnement du système digestif et du foie et il tonifie la région abdominale en prime ! L'énergie circule mieux dans cette zone, vous vous sentez plus sûre de vous, plus tonique, plus forte et vous éloignez ainsi le stress et la fatigue afin de rayonner !
Pratiquez cette séance le matin de préférence.

Pour ouvrir la séance

Avant chaque kriya de kundalini, répétez les mantras suivants :

1. Adi mantra. Prenez une longue et profonde inspiration et sur l'expiration, chantez trois fois : *Ong Namo Gourou Dev Namo.*
2. Mangala charan mantra. Chantez ensuite juste après le deuxième mantra de protection, 3 fois de suite : *Aad Guray Nameh, Jugaad Guray Nameh, Sat Guray Nameh, Siri Guru Dayvay Nameh.*

Pour refermer l'espace de la pratique

À la fin de chaque séance de kundalini, répétez 3 fois le mantra Sat nam, qui signifie « ma véritable identité » ou encore « la lumière est ma vérité ». D'un point de vue vocal, le son SAT est sept fois plus long que le son NAM.

1. Assouplissement des membres inférieurs et détoxification du corps avec la respiration du feu

Cet exercice ouvre vos poumons et stimule votre glande pituitaire, la glande maîtresse qui sert d'agent de liaison entre le système nerveux et le système endocrinien). Elle permet la mise à jour des taux hormonaux dans le sang.

➾ Asseyez-vous sur le sol, la jambe droite allongée devant vous et la jambe gauche repliée de façon à ce que votre pied gauche repose à plat sur le haut de votre cuisse droite.
Attrapez le gros orteil de votre pied droit avec vos mains en le pinçant entre les pouce, d'une part, et les index et majeurs d'autre part, et en appliquant une pression sur la partie charnue du gros orteil. Tirez votre gros orteil en arrière. Redressez la colonne vertébrale. Rentrez le menton. Faites la respiration du feu (voir p. 68) pendant 1 à 2 min. Inspirez et inversez les jambes. Continuez pendant 1 à 2 min avec l'autre jambe. Inspirez, retenez votre respiration pendant une dizaine de secondes, expirez et relaxez-vous.

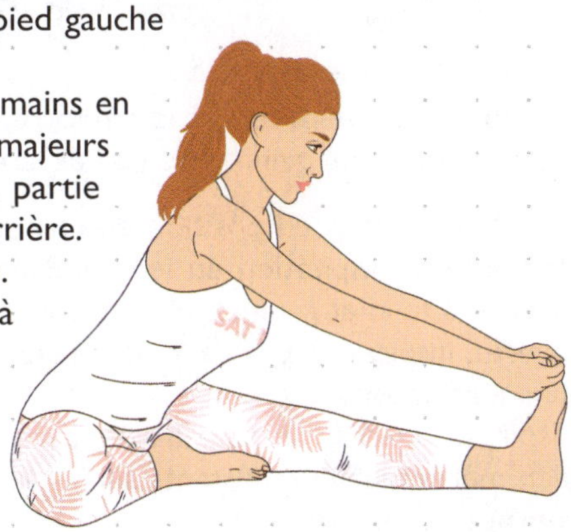

2. Booty dynamique

Cet exercice facilite la digestion et redonne de l'énergie. Une bonne digestion est un puissant gain d'énergie, car un système digestif qui ne fonctionne pas bien vient puiser trop d'énergie pour digérer et nous fatigue mentalement et physiquement.

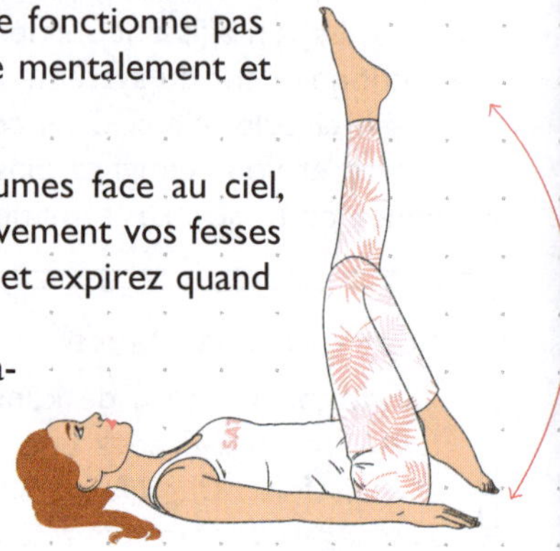

➡ Allongée sur le dos, les bras le long du corps, les paumes face au ciel, ramenez vos genoux contre votre poitrine. Frappez alternativement vos fesses avec un talon, puis l'autre. Inspirez quand vous levez le pied et expirez quand vous frappez votre fesse, puis changez de pied.
Continuez pendant 1 à 3 min. Inspirez, retenez votre respiration pendant une dizaine de secondes en levant les jambes à la verticale, expirez.
Ensuite, relaxez-vous durant 2 à 3 min en position du cadavre (allongée sur le sol, les membres détendus, le plat des mains reposant sur le sol).

3. La locomotive

Cet exercice facilite également la digestion et renforce la zone au niveau du nombril, le 3e chakra, où vous puisez votre confiance en vous.

➡ Restez allongée sur le dos et levez vos deux pieds à 30 cm du sol en gardant les jambes tendues.
Inspirez et ramenez votre genou gauche contre votre poitrine tout en gardant votre jambe droite tendue. Expirez en tendant votre jambe gauche devant vous et, simultanément, en ramenant votre genou droit contre votre poitrine. Vos tibias restent parallèles au sol durant tout l'exercice. Continuez le mouvement alternatif de vos jambes pendant 1 à 3 min tout en pratiquant une respiration puissante. Inspirez à fond et retenez votre respiration tout en tendant vos deux jambes pendant une dizaine de secondes. Expirez, relâchez la posture et relaxez-vous.

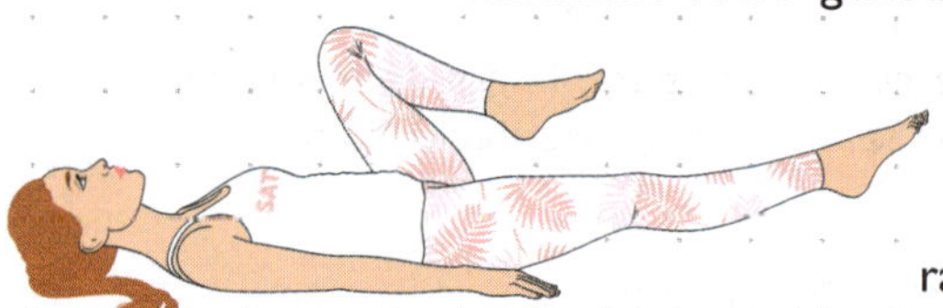

4. La plateforme avant

Cet exercice renforce le bas de votre dos et stimule votre cerveau. Stimuler son cerveau, c'est s'assurer un gain d'énergie, de créativité et dire bye bye à la fatigue mentale !

➡ Mettez-vous en position de planche, en appui sur l'extrémité des orteils.
Pratiquez la respiration du feu pendant 1 à 3 min.
Inspirez à fond et retenez votre respiration pendant quelques secondes.
Expirez. Inspirez. Expirez à fond et retenez votre respiration pendant quelques secondes.
Inspirez, relâchez la posture et profitez d'un repos bien mérité quelques instants sur le ventre, la tête tournée sur le côté.

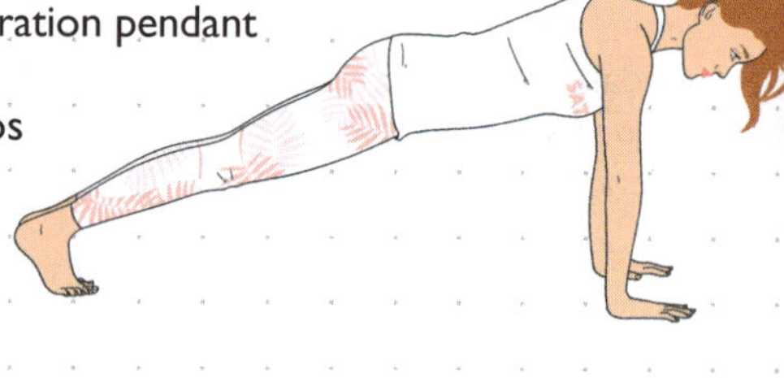

5. Posture de tension

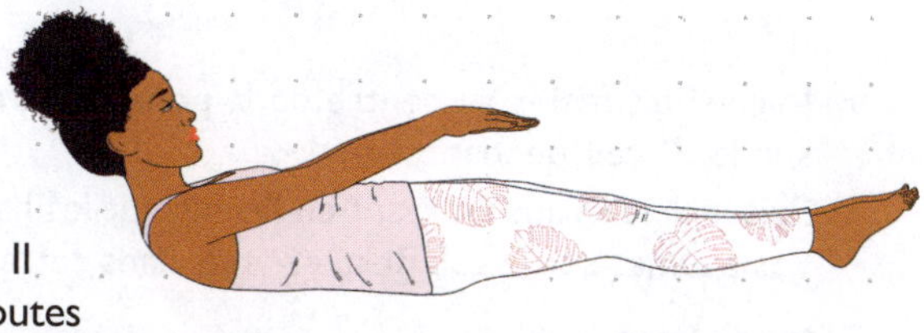

Cet exercice stimule et équilibre le 3e chakra (plexus solaire), il renforce votre ceinture abdominale et facilite la digestion. Il vous aide également à avoir un centre fort. Toutes vos émotions résident dans votre ventre, autour de votre nombril. Renforcer son 3e chakra est le meilleur moyen de lutter contre le stress, de bien gérer ses émotions et se donner la possibilité d'être plus forte face aux imprévus de la vie.

➠ Allongée sur le dos, pieds et jambes joints, levez les talons à 15 cm du sol. Soulevez les épaules et la tête, ouvrez les yeux, tendez vos bras et vos doigts vers vos orteils et retenez votre respiration pendant quelques secondes. Expirez. Inspirez. Expirez à fond et contractez le mula bhanda, poumons vides, pendant quelques secondes. Inspirez, relâchez la posture et goûtez à cette sensation de bien-être après l'effort durant 1 min.

6. Extension du centre du cœur pour la guérison

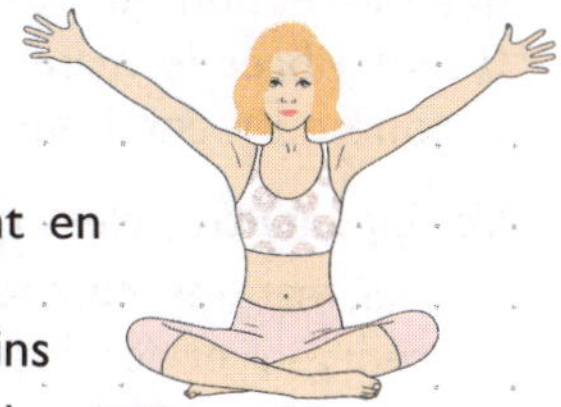

Pour gagner en énergie, il est indispensable de se centrer en diminuant le flux du mental afin de vous ressourcer. Après cette courte pause, vos idées sont bien plus claires et vous gagnez grandement en efficacité et en énergie.

Cet exercice particulièrement méditatif déplace l'attention sur les mains (on relâche donc la concentration cérébrale) et ouvre le chakra du cœur. Il calme très rapidement le mental grâce aux effets de la respiration et à l'attention portée sur l'énergie qui circule dans le corps. Il a donc un important pouvoir déstressant.

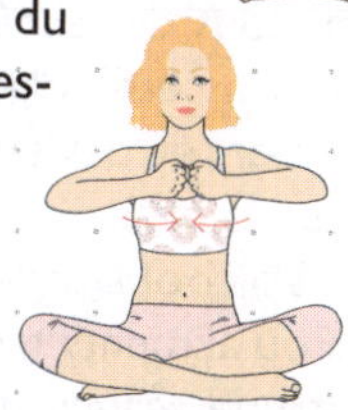

▷ Durant tout l'exercice, portez votre attention sur votre 4e chakra, celui du cœur. Vous pouvez visualiser une lumière verte si cela vous aide.

▷ Asseyez-vous en tailleur. Ouvrez les bras parallèles au sol, à 120°, comme si vous accueilliez un ami. Les bras, les mains et les doigts sont tendus. Les doigts sont écartés les uns des autres. Dans cette posture, pratiquez quelques respirations longues et profondes.

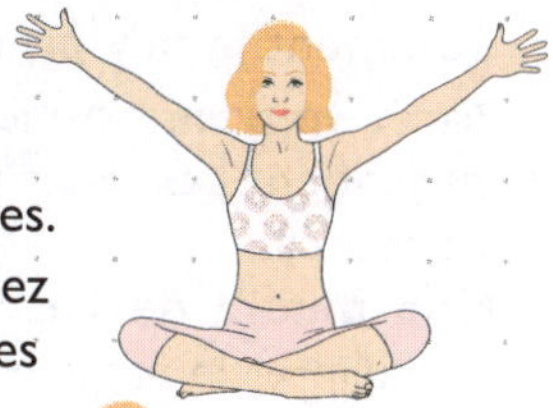

▷ Puis inspirez à fond et, en même temps, serrez les poings. Ramenez lentement vos poings au centre de la poitrine, en contractant les muscles des bras, comme si vous rencontriez une forte résistance. Lorsque vos poings sont au centre de votre poitrine, expirez vivement et avec force. Recommencez cette séquence 2 ou 3 fois.

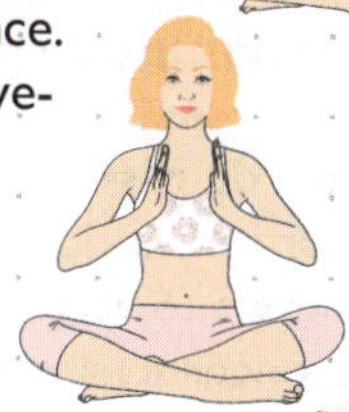

▷ Ouvrez à nouveau les bras comme précédemment et, dans cette posture, pratiquez une respiration longue et profonde pendant 1 min.

▷ Ramenez lentement les mains devant votre poitrine en posture de prière, en maintenant les paumes à une distance de quelques centimètres l'une de l'autre. Sentez le flux d'énergie entre vos mains. Restez dans cette posture pendant 1 à 2 min tout en pratiquant une respiration longue et profonde.

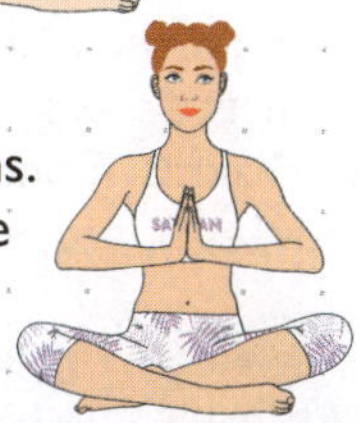

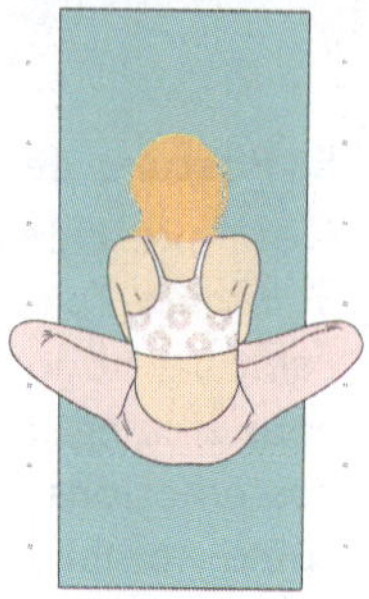

- Joignez les mains au centre de la poitrine et méditez en vous concentrant sur le 3e œil pendant 1 min.
- Puis inclinez-vous en avant en fléchissant les hanches, posez votre front et vos paumes sur le sol. Relaxez-vous dans cette posture pendant 1 à 2 min.

7. Méditation

Revenez dans la posture simple, assise en tailleur, les mains positionnées en gyan mudra (pouce et index se touchant, les autres doigts déliés) et méditez dans cette posture le temps que vous voulez.

Accordez-vous ensuite un moment de relaxation profonde (10 à 12 min), allongez-vous simplement sur votre tapis, recouverte d'une couverture.

Ma méditation de régénération : le mantra Sat nam à 7 vagues

Cette méditation nettoie le mental comme les vagues de l'océan nettoient la plage. C'est une méditation qui utilise les pouvoirs d'un « bij mantra » (un mantra racine, fondateur) : en faisant vibrer le mantra Sat nam selon les règles de la méditation à 7 vagues, vous activez la zone du mental qui établit les habitudes pour les redéfinir au besoin.

Un bij mantra, c'est quoi ?

Les bij mantras comportent des sons ayant une puissance vibratoire considérable, capable de réorganiser fondamentalement les schémas conscients et inconscients de notre psyché. Nous avons tous des schémas d'habitudes solidement ancrés en nous ; nous ne pourrions pas fonctionner sans eux. Mais parfois, les modèles que nous avons créés ne sont plus adaptés à notre évolution et deviennent limitants. Par exemple, vous avez peut-être pris l'habitude de prendre l'apéro avec vos collègues en afterwork pour vous détendre, incluant verre de vin et food trash. L'alcool fatigue votre système nerveux et vous fait grignoter n'importe quoi (chips, cacahuètes ou aliments très gras ou très sucrés…). Pour vous relaxer en fin de journée, optez plutôt pour une séance de yoga après le travail, pourquoi pas en y conviant vos collègues !

Comment je m'y prends ?

Placez-vous en position assise, sur une chaise ou par terre en lotus, sur un coussin de méditation. Les yeux fermés et tournés vers le haut, concentrez-vous sur le point entre les sourcils.

Mon mudra de l'harmonie : placez les paumes l'une contre l'autre (équilibre entre le masculin et le féminin, entre le Soleil et la Lune), au niveau du cœur, en posture de prière les pouces appliqués contre le sternum.

Mon mantra de régénération : prenez une grande inspiration, puis, sur l'expiration, chantez *Sat nam* (« Je suis vérité ») en comptant 6 s (6 vagues) pour énoncer « Saaaaaaat » et 1 s pour énoncer « nam » (7e vague) comme une pluie se déversant sur votre corps. Sur chaque « vague », visualisez le son et l'énergie qui monte et rayonne dans chacun de vos chakras. Continuez durant 3 ou 11 min (pour les plus motivées !).

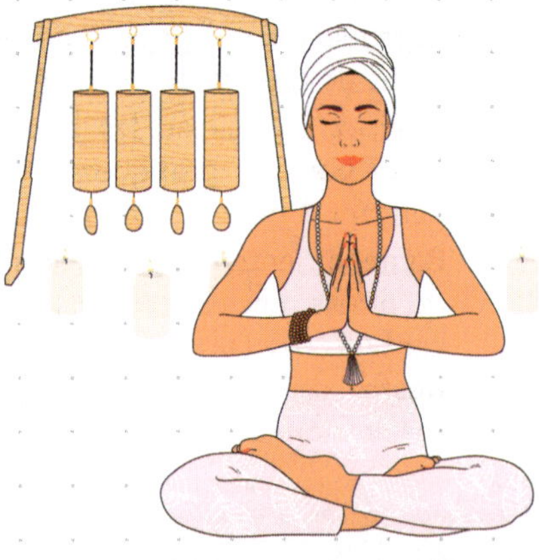

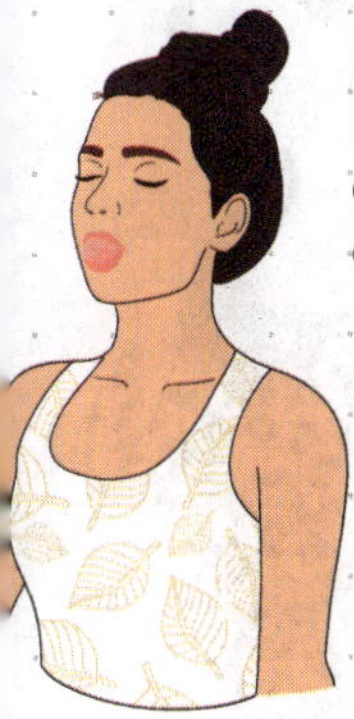

Ma respiration fraîcheur

Appelée *Shitali pranayama* en sanskrit, cette respiration est particulièrement efficace si vous voulez réduire la chaleur du corps et vous libérer de certaines émotions excessives comme l'irritation ou la colère. C'est un réflexe à connaître en cas de grosse chaleur ou de grandes crises émotionnelles, qui recentre, apaise et régule les états émotionnels difficiles à vivre, pour retrouver rapidement fraîcheur, joie et légèreté ! Bref, une respiration à effectuer dès que vous en ressentez le besoin, à tout moment de la journée !

Comment je m'y prends ?

Asseyez-vous dans une posture confortable, la tête, le cou et la colonne vertébrale alignés, bien droits. Fermez les yeux, puis ouvrez la bouche et formez un « O » avec les lèvres. Recourbez les côtés de la langue (ou repliez-les autant que possible) pour former comme un petit tube, et sortez la langue de votre bouche aux trois quarts. Inspirez longuement et profondément, comme si vous buviez l'air avec une paille. Puis expirez par les narines en refermant la bouche.
Continuez durant 3 min.

Ma routine automne-hiver

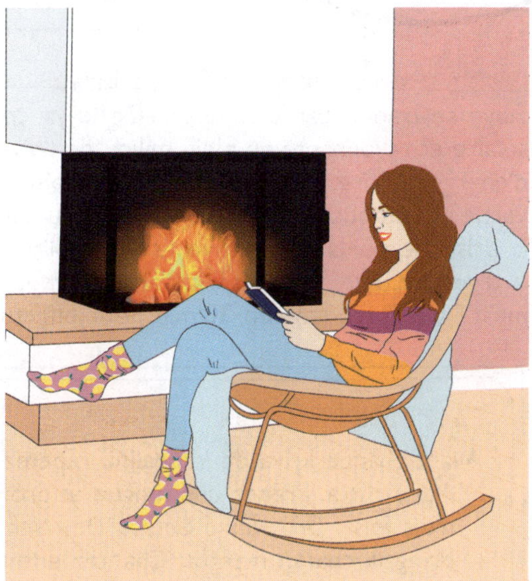

Avec l'arrivée de l'automne, vient le temps de se reposer, de récupérer et de faire le bilan avant d'entrer dans la période d'introspection qu'est l'hiver. Une saison durant laquelle on cherche également à recharger ses batteries. Les températures baissent mais on continue de boire des tisanes réconfortantes afin de bénéficier des éléments nutritifs contenus dans les plantes : des vitamines, des minéraux, des oligoéléments, et des principes actifs.

Mes infusions stimulantes

Durant la saison froide, câlinez-vous avec 2 recettes d'infusions tonifiantes qui vont stimuler votre organisme et l'aider à vous revitaliser.

Les plantes : Le ginseng, le gingembre et le citron, le trio antifatigue de l'hiver !

- **Le gingembre** est l'une des plantes médicinales les plus utilisées en médecine ayurvédique. Il stimule et fortifie l'organisme. C'est un excellent anti-inflammatoire et antiviral qui soulage de la fièvre et lutte contre les états grippaux et les allergies.
- **Le ginseng** agit contre le stress, mais également comme tonique en cas de fatigue physique et/ou intellectuelle et pour aider à retrouver la forme après une bronchite, par exemple.

▷ **Le citron** est un agrume fortement concentré en vitamine C (53 mg pour 100 g). Ses bienfaits s'avèrent très efficaces contre les coups de froid, la grippe et les angines. Il purifie le sang, abaisse la fièvre, soigne les infections de la gorge, lutte contre les problèmes respiratoires

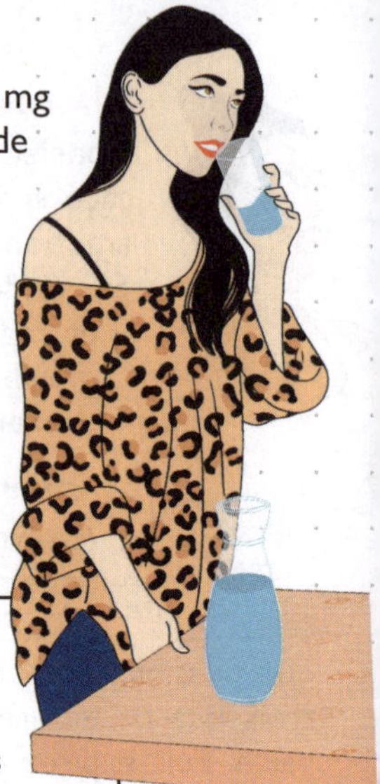

Ma tisane winter antifatigue

Ingrédient : 1 cm de racine de ginseng frais

Préparation : Déposez la racine dans 20 cl d'eau froide. Portez à ébullition, faites bouillir 5 min, puis laissez infuser 10 min. Retirez la racine.

➾ Buvez-en 2 tasses par jour, en milieu de matinée et après le déjeuner afin d'éviter le coup de pompe en milieu d'après-midi.

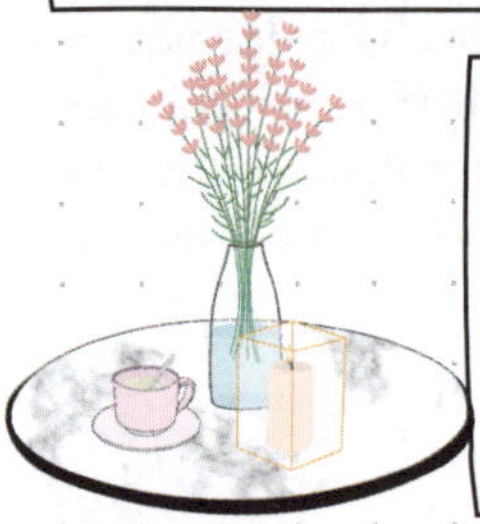

Ma tisane wake up !

Ingrédients : 1 citron, 1 cm de racine de gingembre, 1 branche de menthe fraîche

Préparation : Pressez le citron dans un verre, ajoutez le gingembre frais (pelé et écrasé) et la menthe. Versez 25 cl d'eau frémissante. Ajoutez ½ c. à c. de miel. Retirez le gingembre et la menthe avant de boire.

➾ Sirotez-en 1 tasse tous les matins.

Mon kriya revigorant : Surya kriya

Surya se traduit par « solaire ». Ce kriya crée, avec ses différentes postures, une énergie solaire et rayonnante en plein milieu de l'hiver. Lorsque vous faites ce kriya, vous débordez d'énergie solaire, vous ne prenez pas froid, vous vous sentez dynamique, expressive, extravertie et enthousiaste grâce à l'énergie du feu purificateur ! La séquence prévient également la prise de poids (elle active le métabolisme de déstockage des graisses) et facilite la digestion. Elle rend l'esprit clair, analytique et orienté vers l'action. Un must ! Comptez environ 30 min pour effectuer la séquence entière.

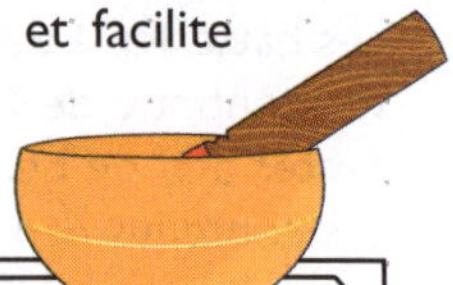

Pour ouvrir la séance

Avant chaque kriya de kundalini, répétez les mantras suivants :

1. Adi mantra. Prenez une longue et profonde inspiration et sur l'expiration, chantez trois fois : *Ong Namo Gourou Dev Namo.*
2. Mangala charan mantra. Chantez ensuite juste après le deuxième mantra de protection, 3 fois de suite : *Aad Guray Nameh, Jugaad Guray Nameh, Sat Guray Nameh, Siri Guru Dayvay Nameh.*

Pour refermer l'espace de la pratique

À la fin de chaque séance de kundalini, répétez 3 fois le mantra Sat nam, qui signifie « ma véritable identité » ou encore « la lumière est ma vérité ». D'un point de vue vocal, le son SAT est sept fois plus long que le son NAM.

Quand faire cette méditation ?
C'est un kriya très apprécié par tous, débutantes comme pratiquantes confirmées, qui se pratique toute l'année mais qui est particulièrement idéal lors des périodes où la température baisse et où la lumière diminue. Pratiquez la séquence dès que vous sentez une baisse d'énergie physique et morale, de préférence le matin.

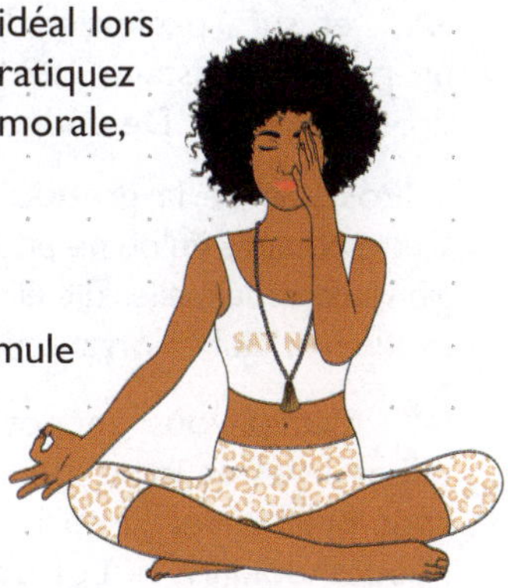

Comment je m'y prends ?

1. Respiration solaire
Cette « respiration du soleil » (par la narine droite) réchauffe et stimule le corps. Elle aide à avoir les idées claires et à se concentrer.

➾ La main droite est déposée sur le genou, les doigts en gyan mudra (pouce et index joints). Bouchez votre narine gauche avec le pouce de votre main gauche. Les autres doigts sont pointés vers le haut. Respirez longuement, profondément et puissamment par la narine droite. Portez votre attention sur l'air qui entre et sort par votre narine. Continuez 3 min.

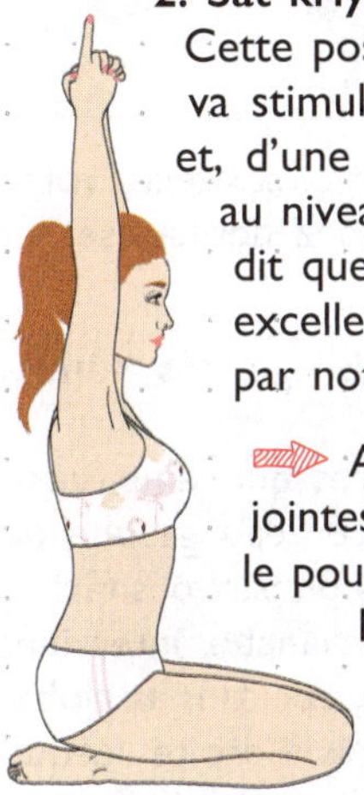

2. Sat kriya
Cette posture libère l'énergie concentrée au niveau de l'abdomen. Cet exercice va stimuler les énergies des 3 premiers chakras (instinct de survie, sexualité) et, d'une manière alchimique, concentrer ces énergies pour les faire remonter au niveau de la conscience (le 7e chakra situé au sommet de votre crâne). On dit que cette énergie peut dissoudre tous les blocages mentaux. Sat kriya est excellent pour se débarrasser de nos peurs, colère, frustration qui sont créées par notre mental négatif.

➾ Assise sur les talons, les bras tendus au-dessus de la tête, les paumes jointes. Croisez les doigts en gardant les index pointés vers le haut. Croisez le pouce droit sur le pouce gauche.

Pour effectuer le sat kriya, chantez *sat nam* à un rythme constant (voir p. 54). Continuez 3 min. Puis inspirez, poumons pleins, contractez le mula bhanda (la région du périnée) et visualisez l'énergie qui jaillit du centre abdominal et se répand dans tout le corps. Détendez-vous. Répétez l'exercice 3 min.

Enfin, inspirez, contractez le mula bhanda, et étirez-vous vers le haut jusqu'au bout des doigts, visualisez votre énergie qui circule de votre 1er chakra jusqu'au sommet de votre crâne. Puis relaxez-vous.

3. Flexions de la colonne
Cet exercice permet à l'énergie libérée de la kundalini de circuler le long de la colonne vertébrale et de l'assouplir en dénouant les nœuds, les tensions et les blocages qui peuvent se loger tout le long.

➾ Assise jambes croisées, attrapez les chevilles avec vos mains. Sur l'inspiration, cambrez le dos et ouvrez le

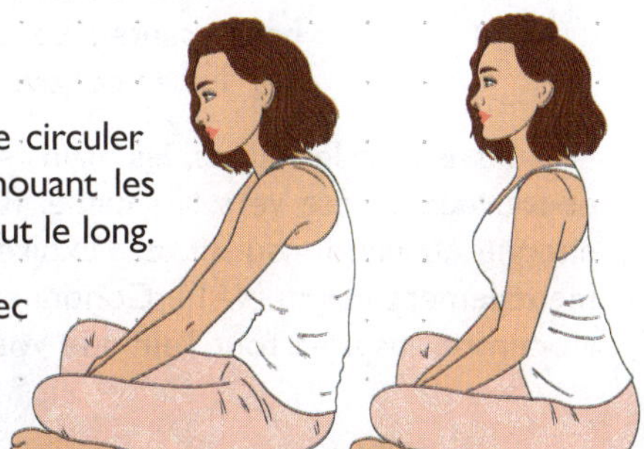

chakra du cœur en bombant la poitrine. Expirez et arrondissez le dos. La tête reste la plus droite possible, le menton parallèle au sol. Sur l'inspiration, répétez mentalement le mantra SAT, et sur l'expiration NAM. Sur chaque expiration, tirez le mula bhanda. Continuez à un rythme constant, 108 fois. Pour finir, inspirez, poumons pleins, la colonne parfaitement droite. Expirez. Détendez-vous.

4. Posture de la grenouille

Cette posture qu'on ne pratique qu'en yoga kundalini augmente l'énergie vitale et sexuelle. Elle élimine la fatigue accumulée lors de la saison froide, réchauffe l'organisme…

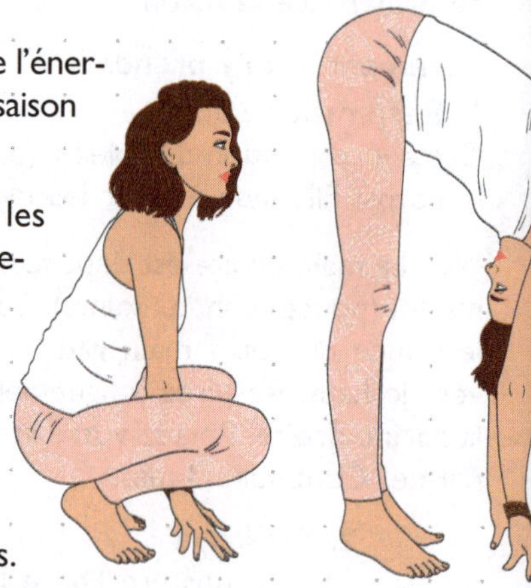

Mettez-vous en position accroupie, sur les orteils, les talons levés et joints (ils resteront en contact et ne toucheront plus le sol jusqu'à ce que vous relâchiez la posture #youcandoitgirls !). Les doigts sont posés sur le sol entre les genoux, et la tête est droite. Inspirez, levez les fesses hautes vers le plafond en tendant les jambes, la tête se retrouvant à l'envers. Baissez le front sur les genoux et maintenez les talons soulevés. Expirez, revenez à la position de départ, accroupie, en regardant droit devant vous. Continuez 26 fois de suite en respirant profondément. Tenez bon ! Inspirez en levant les fesses, expirez en revenant en position assise sur les talons. En plus de stimuler votre énergie sexuelle, votre énergie de vie et votre sensualité, vous vous dessinez des cuisses et des fesses en béton !

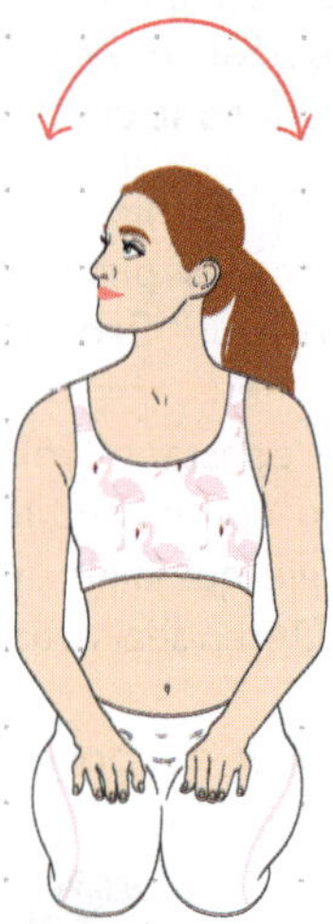

5. Ouverture du chakra de la gorge et rééquilibrage des hémisphères gauche et droit du cerveau

On sait que notre cerveau possède deux hémisphères qui remplissent des tâches spécifiques. Nous utilisons ainsi notre cerveau gauche (le rationnel) pour parler, compter, écrire et accomplir la plupart des tâches qui demandent une analyse ; le droit (l'intuitif), en revanche, intervient lorsqu'il nous faut ressentir, imaginer ou saisir un concept dans sa globalité. La technique de respiration alternée à gauche puis à droite rééquilibre le côté droit et le côté gauche du cerveau. Cet exercice active également le chakra de la gorge en agissant sur les glandes thyroïde et parathyroïdes. Ces dernières régulent notre taux de calcium dans le sang et dans les os. On connaît les apports indispensables du calcium pour notre santé ! Le chakra de la gorge est globalement renforcé, un atout pour lutter contre les maux de l'hiver qui atteignent la gorge !

Assise sur les talons, les mains sur les genoux, la colonne vertébrale très droite. Inspirez et tournez la tête vers la gauche. Répétez mentalement le son SAT en concentrant votre énergie au niveau du 3e œil. Expirez à fond, en tournant la tête vers la droite. Projetez mentalement le son NAM. Continuez à inspirer et à expirer ainsi, 3 min. Puis, la tête alignée au centre, inspirez tout l'air que vous pouvez, et expirez.

6. Flexions latérales dynamiques de la colonne

Cette posture assouplit la colonne, mais également les hanches, tout en distribuant l'énergie à travers tout le corps, ce qui permet de rééquilibrer le corps en cas de fatigue.

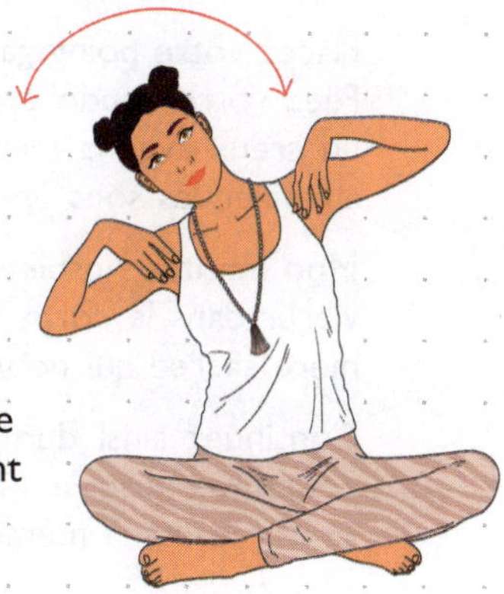

➾ Assise, les jambes croisées. Attrapez fermement vos épaules en plaçant les doigts devant et les pouces derrière. Les bras et les coudes sont parallèles au sol. Inspirez, inclinez-vous vers la gauche, coude droit vers le plafond, expirez et inclinez-vous vers la droite, coude gauche vers le plafond. Continuez ce mouvement durant 3 min en respirant profondément. Puis inspirez en revenant au centre et détendez-vous.

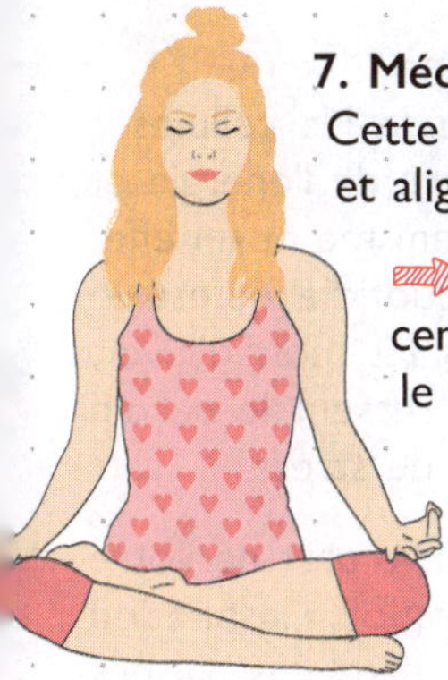

7. Méditation antistress

Cette méditation procure un calme profond qui permet de se sentir plus centrée et alignée avec ses véritables besoins.

➾ Asseyez-vous en posture simple, les jambes pliées en lotus, votre attention centrée sur le 6e chakra, ou 3e œil, le point situé entre les sourcils. Activez le chakra racine en contractant la région du périnée, en tirant le nombril vers la colonne et en rentrant le ventre (voir p. 33).

Sur l'inspiration, émettez intérieurement le son SAT, et sur l'expiration le son NAM (« ma vérité »). Continuez 5 min ou davantage si vous le souhaitez.

Ma méditation du bouclier divin : force et positivité

La méditation du bouclier divin protège et rend positive celle qui la pratique. Grâce au kundalini yoga, vous créez de l'énergie qui renforce votre aura, votre champ d'énergie ou force vitale, qui rayonne autour de vous comme un halo de lumière. Il s'agit de votre bulle d'énergie, le bouclier énergétique invisible qui entoure chaque être. L'intensité de votre aura varie en fonction de votre santé et de vos émotions. Si le rayonnement de votre aura est faible, vous pouvez avoir tendance à être déprimée, à ne pas arriver à combattre la négativité qui provient de votre mental ou de votre environnement.

Quand faire cette méditation ?

Quand on a le moral en berne, on est plus fragile et notre système immunitaire est moins efficace, c'est la porte ouverte aux maladies et à la fatigue ! Si c'est le cas pour vous, pratiquez cette méditation plusieurs fois dans la semaine pour faire le plein d'énergie !

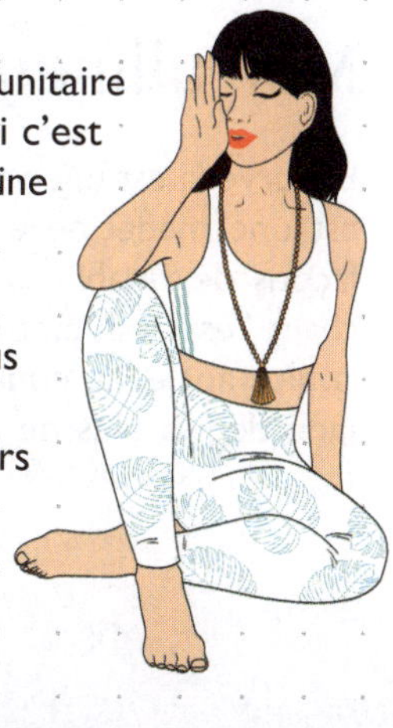

Comment je m'y prends ?

Mettez-vous en position du lotus, les yeux fermés, et concentrez-vous sur le point entre les sourcils.

Levez le genou droit, le pied droit à plat sur le sol, les orteils dirigés vers l'avant. Placez la plante du pied gauche contre la voûte plantaire et la cheville du pied droit.

Placez votre poing gauche sur le sol, à côté de la hanche pour vous maintenir en équilibre. Pliez votre coude droit sur le genou droit. Placez la main droite à côté de la tête. Faites un creux avec la main et approchez-la de la tête, comme si vous formiez une coupe pour amplifier les sons environnants.

Mon mantra : inspirez profondément et chantez le mantra MAAA en syllabe longue. Laissez-le vibrer dans le corps entier. C'est le son de la renaissance, du cycle éternel, l'énergie de la mère sacrée qui nourrit et protège tout sans exclusion ni discrimination.

Continuez ainsi durant 3 min si vous manquez de temps, mais les plus motivées peuvent poursuivre jusqu'à 11 min. Puis changez de jambe et d'oreille et continuez de l'autre côté. La durée est la même de chaque côté.

Ma respiration du feu pour rebooster mon système immunitaire

La respiration permet d'oxygéner le sang d'une manière optimale et aide les cellules à libérer les divers déchets qui les encombrent. La respiration du feu génère de l'énergie et de la chaleur dans tout le corps, elle a aussi un effet reboostant sur l'organisme et un effet détoxifiant. C'est une respiration qui part du ventre, sa pratique quotidienne est un atout simple et efficace pour rester en pleine forme pendant les mois d'hiver. Elle peut se pratiquer à n'importe quel moment, quand on ressent le besoin de se réénergiser en cas de fatigue ou de se calmer en cas de stress.

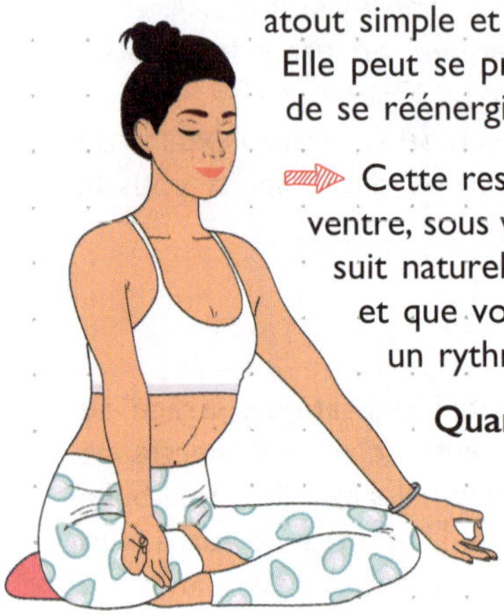

Cette respiration se fait par le nez, la bouche fermée. Elle part de votre ventre, sous votre nombril. Concentrez-vous sur votre expiration, l'inspiration suit naturellement. Imaginez qu'une petite mouche entre dans vos narines et que vous cherchez à l'expulser en expirant par le nez. Continuez sur un rythme constant et rapide, c'est une respiration puissante.

Quand faire cette respiration ?

Lorsque vous vous sentez fatiguée physiquement (ce qui peut être le cas lorsque l'automne arrive) et mentalement, lorsque vous êtes déprimée, affaiblie… pour vous rebooster instantanément.

Mon alimentation yogique et healthy

L'ayurveda est une vaste science, sœur du yoga, qui reconnaît que l'alimentation est une médecine et utilise ce principe comme une des nombreuses façons de rétablir la santé, l'équilibre intérieur et la vitalité en touchant l'esprit autant que le corps. Il s'agit de la science médicale la plus ancienne connue au monde, apparue et pratiquée en Inde depuis plus de 5 000 ans.

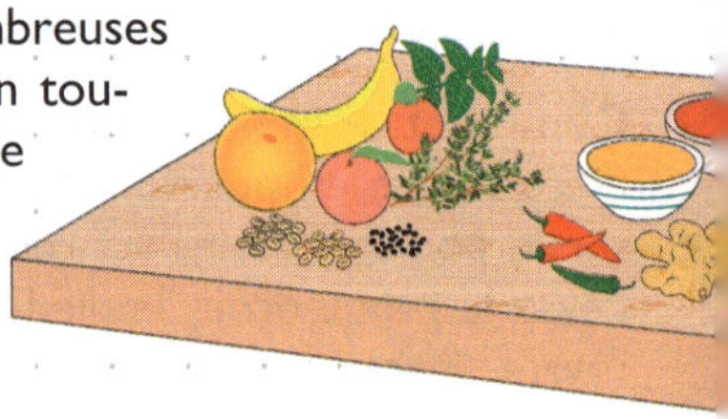

Je suis ce que je mange

Le régime alimentaire yogique s'appuie en particulier sur l'ayurveda et sur la constatation que chaque fois que l'on absorbe de la nourriture, nous influençons et façonnons notre vie tout entière.

S'alimenter avec amour et bienveillance

Notre digestion influe grandement sur notre énergie et notre capacité à gérer le stress. Elle dépend en partie de la manière physique et mentale avec laquelle nous nous alimentons. En vous alimentant, donnez-vous de l'amour. Chaque bouchée aura alors un effet bénéfique sur votre corps et votre esprit. Quoi que vous mangiez, soyez présente à chaque bouchée et mâchez longuement pour faciliter votre digestion.

L'équilibre est dans mon assiette

Certains aliments, regorgeant de protéines, de fibres et de micro-nutriments, permettent de composer une assiette équilibrée et de lutter contre le stress tout en retrouvant vitalité et énergie.

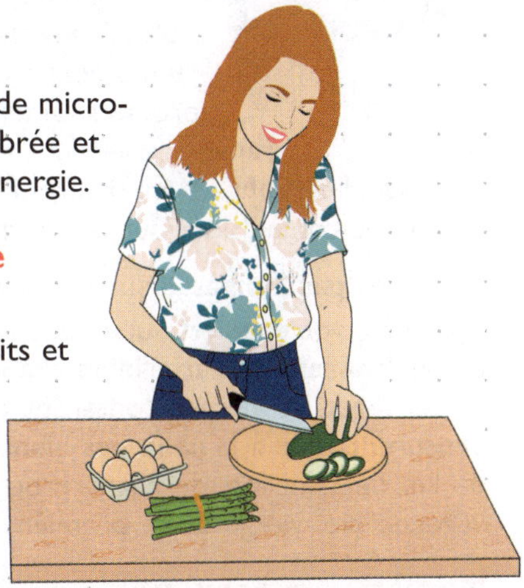

Comment se compose une assiette ayurvédique équilibrée et healthy ?

Votre assiette doit être composée de ¾ de légumes cuits et d'¼ de protéines ou de féculents.

Les légumes : le plein de vitamines et de fibres

Les légumes apportent un maximum de vitamines, des minéraux, des antioxydants, des fibres pour peu de calories.

Les féculents

Ils représentent un apport d'énergie indéniable, mais il faut bien les choisir. Évitez les féculents dont l'indice glycémique est élevé (dit « IG » haut). Pourquoi ? Moins on mange de féculents et d'aliments glucidiques à IG élevé, plus on baisse son taux d'insuline (pic de sucre dans le sang après avoir mangé ces aliments), plus le corps brûle les graisses de réserve, et plus l'organisme évacue facilement l'excès de sodium et d'eau, diminuant les problèmes qui y sont liés (prise de poids, jambes lourdes…).

Exit donc le plus souvent possible : pommes de terre, riz blanc, farines blanches dans les pâtes ou le pain, plats industriels transformés. À la place, privilégiez les céréales à indice glycémique bas (riz complet, quinoa, farines complètes de blé, de seigle, d'orge…) ou les légumineuses (lentilles, soja, pois…).

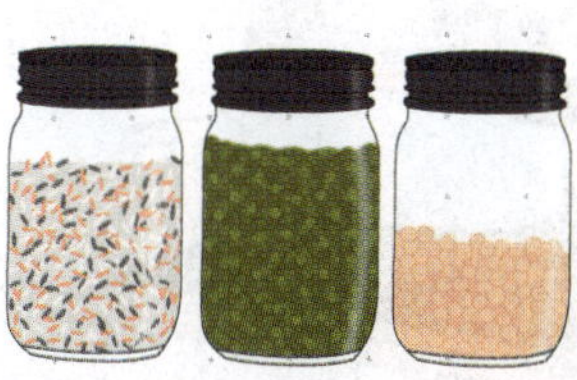

Le cas des protéines

Elles sont les principaux constituants des os, des muscles, des organes et de la peau. Les protéines sont également utilisées pour fabriquer les enzymes, les hormones, les anticorps, les

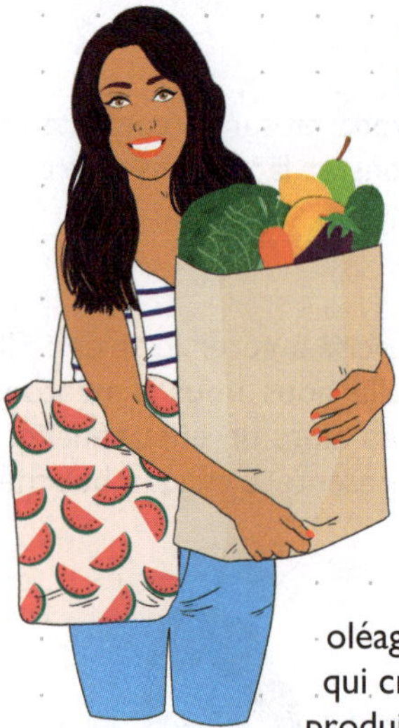

neurotransmetteurs et d'autres molécules qui remplissent des fonctions très importantes. Les protéines sont le résultat de la combinaison de différents acides aminés, certains peuvent être fabriqués par le corps mais d'autres, qu'on appelle « essentiels », ne sont apportés que par l'alimentation. C'est pourquoi, il faut les inclure à chaque repas !

L'OMS (Organisation mondiale de la santé) a déterminé qu'un adulte moyen a besoin de 35 à 40 g de protéines par jour. Le régime occidental moyen en inclut 120 g par jour, c'est beaucoup trop ! La diététique yogique recommande une consommation quotidienne réduite de protéines et le recours à une catégorie de protéines plus facilement digestibles que la viande comme la noix de coco, le soja, les algues, les champignons, les oléagineux, les produits laitiers, les yaourts, les légumineuses et le riz, qui créent moins de putréfaction lors de la digestion que la viande. Les produits laitiers courants et une large variété de légumes, particulièrement la verdure et les légumineuses (brocolis, choux, artichauts, haricots, pois, lentilles, tofu…) apporteront suffisamment de protéines. Les protéines réduisent de moitié les compulsions sur la nourriture et autres grignotages.

Ne faites pas l'impasse sur les bons lipides !

Ajoutez à votre assiette une huile riche en oméga-3, un acide gras essentiel pour son action anti-inflammatoire. Par ailleurs, il a été démontré que les oméga-3 réduisaient l'anxiété ! Les huiles végétales vierges contenant des oméga-3, 6 et 9 sont ultra riches en acides gras qui procurent aussi à la peau des bienfaits nutritionnels naturels. Privilégiez les huiles de colza, de lin, de cameline, de chanvre ou de noix, ou encore l'huile d'olive. Choisissez une huile végétale bio, vierge et de première pression à froid.

Mon assiette healthy

¾ de légumes cuits

Brocolis, patates douces, carottes, choux-fleurs, courgettes, champignons, tomates… Privilégiez la cuisson vapeur ou à l'étouffée, qui conserve mieux les vitamines.

¼ de protéines

Pour les végétariens :

Œufs bio mollets ou coque
Algues ou tartare d'algues
Tofu lacto-fermenté
Fromage de chèvre/brebis frais au lait cru

Autres options pour les omnivores :

Thon, saumon, truite (cuits, crus ou fumés)
Poissons blancs
Coquillages, crustacés

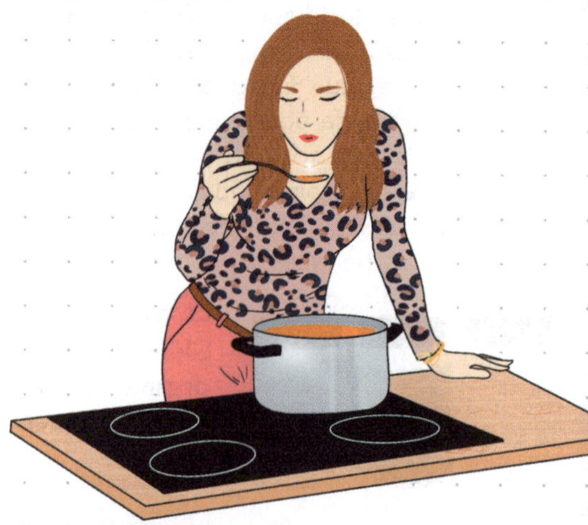

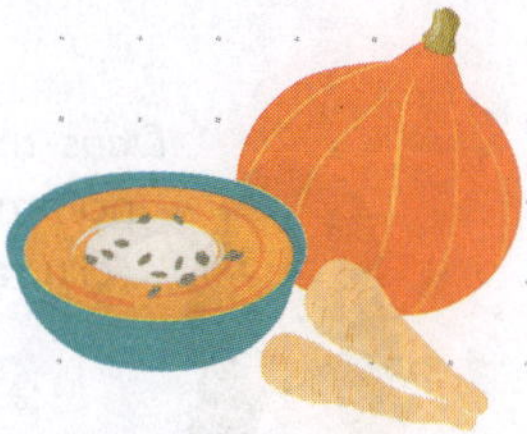

Ou bien ¼ de féculents (à la place des protéines)

Patates douces, potimarron, châtaignes, courges
Pommes de terre vapeur
Riz sauvage ou riz basmati complet
Quinoa
Millet
Amarante
Sarrasin (sous forme de crêpes, graines ou nouilles soba 100 % sarrasin)
Légumineuses : lentilles corail, lentilles vertes, pois chiches, pois cassés, haricots rouges, fèves…
Ajoutez 1 c. à s. d'huile de lin, de colza, d'olive (pour les apports en oméga-3, 6 et 9), en variant…

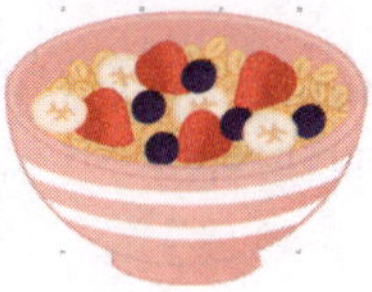

En dessert

Compote sans sucre ajouté ou fruit cuit (pomme au four)
ou salade de fruits : par exemple, ananas, noix de coco, papaye, mangue en été ; kiwi, orange, pomme, poire, mangue, ananas en hiver
ou 1 yaourt végétal sans sucre ajouté (amande, coco…)
ou 1 à 2 carrés de chocolat noir à 80 % minimum.

Je fais le plein de vitamines antistress !

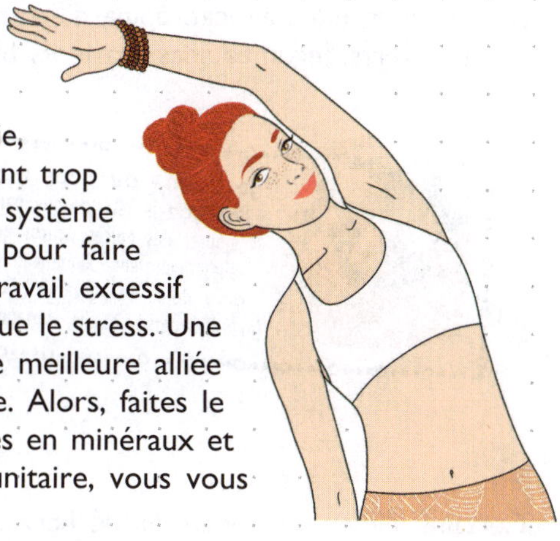

Lorsque le stress prend trop de place dans votre vie, vous pouvez être amenée à compenser en mangeant trop sucré, trop gras et en trop grande quantité. Un système digestif surchargé utilise beaucoup plus d'énergie pour faire son travail d'élimination et de détoxification. Ce travail excessif entraîne de la fatigue physique et mentale, et accentue le stress. Une alimentation contrôlée et réfléchie peut être votre meilleure alliée pour lutter contre le stress et le manque d'énergie. Alors, faites le plein de vitamines en choisissant des aliments riches en minéraux et en magnésium. Ils renforcent votre système immunitaire, vous vous sentirez en forme et apaisée !

Les aliments à consommer pour faire le plein de vitamines

Vitamine B

Excellente pour la production d'énergie.
Dans mon assiette : volailles, poissons, légumes secs, flocons d'avoine, riz brun, pain complet, levure de bière, œufs, lentilles, gelée royale…

Vitamine C

Elle participe à la défense de l'organisme contre les virus, les microbes et lutte contre la fatigue.

Dans mon assiette : cerises, cassis, persil, orange, citron, melon, abricots, pommes, haricots verts cuits, épinards cuits, tomate crue, poivron rouge cru, artichaut cuit…

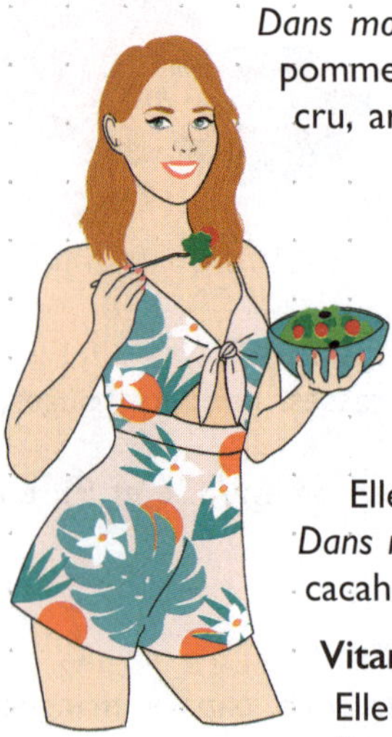

Vitamine D

Elle aide les os à rester solides et rigides, intervient dans la régulation du métabolisme du calcium et a un pouvoir anti-inflammatoire. *Dans mon assiette :* poissons gras (saumon, hareng, maquereau, sardine, foie de morue…).

Vitamine E

Elle a une action anti-inflammatoire et protège du mauvais cholestérol. *Dans mon assiette :* huiles vierges d'olive et de colza, amandes, noisettes, cacahuètes, épinards, avocat…

Vitamine K

Elle prévient les fractures osseuses, la calcification des vaisseaux sanguins. *Dans mon assiette :* légumes verts à feuilles, choucroute, persil, épinards, laitue, produits fermentés, viande.

Magnésium

Cet oligoélément indispensable a des bienfaits antifatigue bien connus ! *Dans mon assiette :* avocat, épinards, chocolat noir, oléagineux (noisettes, amandes, noix…), légumes verts, légumes secs (haricots blancs, lentilles, pois cassés)…

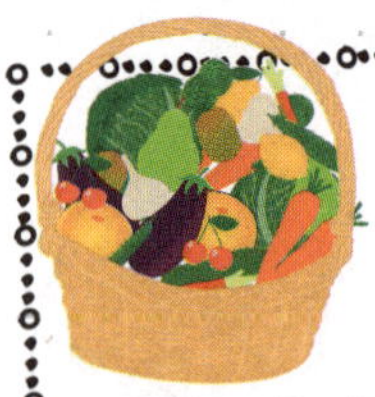

Je donne du peps à mes légumes !
Remplacez le sel classique par du gomasio (mélange de sel et de graines de sésame) ! Vous pouvez aussi ajouter des épices douces qui sont de puissants antioxydants aux vertus anti-inflammatoires (en bonus, elles hydratent, illuminent et donnent de l'éclat à la peau) : curcuma, cumin, fenouil, cardamome, curry doux, cannelle. Les herbes aromatiques sont aussi très utiles pour bien digérer et se détoxifier (menthe, persil, basilic, coriandre, aneth…).

Les aliments à éviter

Certains aliments et boissons déchargent votre organisme des vitamines et minéraux et favorisent l'apparition de tensions psychologiques comme le stress et de toxines qui surchargent l'organisme. Éloignez-les de votre assiette ! Ce sont :

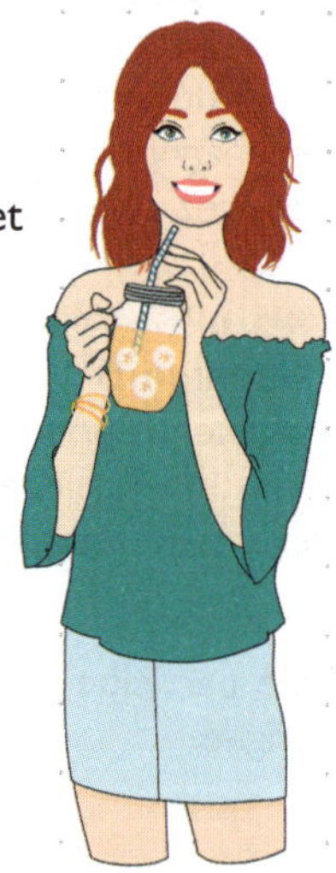

▷ **Les aliments acidifiants :** ils génèrent des acides lors de la digestion et créent de l'inflammation dans l'organisme. C'est le cas des protéines animales et végétales lorsqu'elles sont consommées en trop grande quantité, des sucres raffinés (fruits en conserve, sauces toutes prêtes), des céréales raffinées et blanches (gâteaux industriels, baguette, pâtes blanches, riz blanc…).

▷ **Les excitants** qui fatiguent l'organisme, causent des maux de ventre et des troubles digestifs. Les boissons à fuir : le café, les sodas, les boissons gazeuses et l'alcool. On les remplace par le yogi tea, la boisson favorite des yogis ! Cette boisson est excellente pour le sang, le côlon, le système nerveux et les os, les coups de froid et la faiblesse physique.

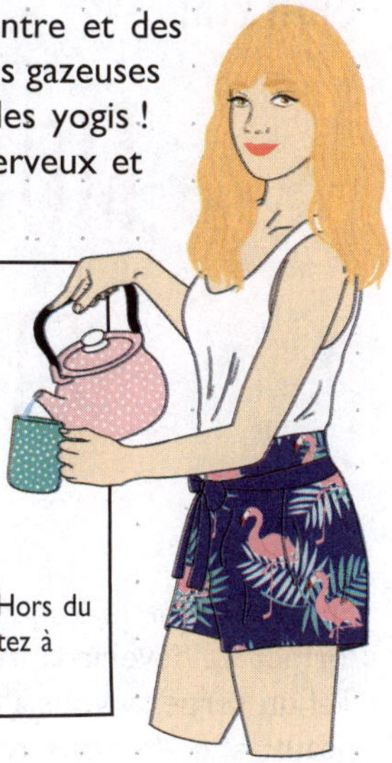

Ma recette de yogi tea

Ingrédients pour 1 tasse

- 35 ml d'eau
- 2 tranches de racine fraîche de gingembre
- 3 clous de girofle
- 4 cosses de cardamome verte broyées
- 4 grains de poivre noir
- 2 bâtons de cannelle
- ¼ de c. à c. de thé noir (1 infusette)
- ½ tasse de lait (12,5 cl)
- Miel

Portez l'eau à ébullition et ajoutez les épices. Couvrez et faites bouillir pendant 10-15 min. Hors du feu, ajoutez le thé noir et laissez infuser pendant 1 à 2 min. Ajoutez le miel et le lait, reportez à ébullition, sortez du feu. Filtrez et servez.

CHAPITRE 5

MON KUNDALINI ÉVEIL ET TRANSFORMATION

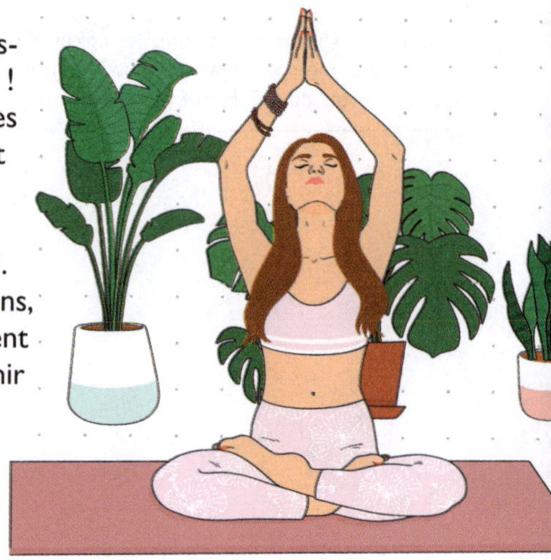

En pratiquant le kundalini yoga, vous allez vous transformer et devenir la meilleure version de vous-même ! Tel un serpent, vous allez vous alléger de vos anciennes peaux afin de vous rapprocher de qui vous êtes et laisser apparaître votre vraie nature, votre sérénité et votre bonheur de vivre ! Le but ? Laissez place à votre rayonnement personnel et authentique, votre vrai moi. Pour cela, vous allez apprendre à équilibrer vos émotions, en les accueillant toutes sans exception, qu'elles soient ressenties de manière agréable ou désagréable, et devenir la maîtresse de votre vie. Colère, tristesse, peur… vous allez apprendre à ne pas les refouler et à les transformer en amour, en vitalité, en créativité…

Au cœur de mes émotions

Une question d'équilibre

Les émotions, lorsqu'elles sont ressenties comme positives, constituent un moteur puissant. Elles nous font nous sentir vivante, heureuse et confiante ! Mais lorsqu'elles sont ressenties de manière négative, elles peuvent être un frein et provoquer des comportements indésirables (stress notamment) qui nous empêchent d'agir comme on le souhaiterait. Être attentive à ses émotions, à son ressenti, mettre des mots sur l'intensité de l'émotion permet de développer sa conscience émotionnelle et aide à mieux se comprendre et à mieux comprendre les autres.

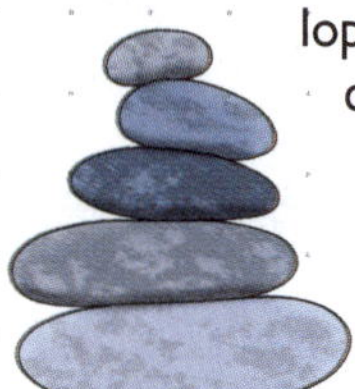

Les émotions, c'est quoi ?

L'émotion est légitime, elle traduit un ressenti. Elle n'est ni positive ni négative. Elle a une fonction utile : celle de libérer une tension interne. Elle est un

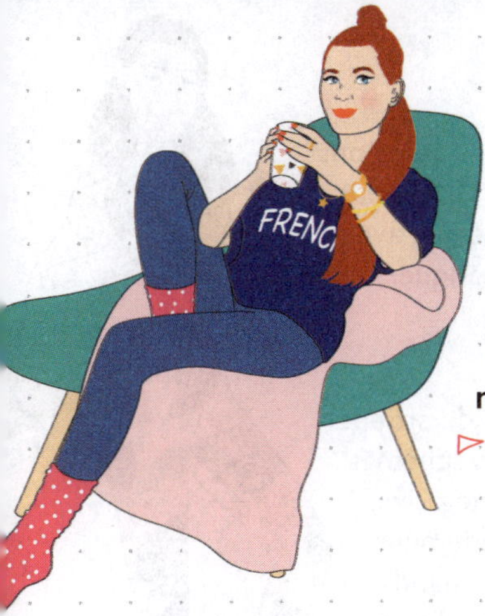

indicateur de ce qu'il se passe en nous, car derrière chaque émotion il y a un besoin souvent non satisfait… Identifier l'émotion et prendre en compte l'information qu'elle transmet permet d'agir par la suite : prendre du recul, extérioriser sa colère…

Il existe 6 émotions fondamentales et universelles qui ont été définies par les différents courants de la psychologie moderne :

- **La peur** est une émotion d'anticipation. Elle est utile lorsqu'elle nous informe d'un danger, d'une menace potentielle ou réelle car elle nous prépare à fuir ou bien à faire face et à nous protéger. Elle peut être liée à une appréhension et s'avérer aussi stimulante que bloquante.
- **La tristesse** est liée à une perte, une déception, un sentiment d'impuissance, un souhait insatisfait. Elle se caractérise par une baisse de l'énergie et de la motivation. Elle est utile car elle nous permet de prendre conscience de quelque chose qui ne nous est pas accessible et dont on a besoin de se détacher.
- **La colère** est une réaction de protection. Elle résulte d'une frustration, d'un sentiment d'injustice, de la rencontre d'un obstacle, voire de l'atteinte à son intégrité physique ou psychologique. Elle peut servir à se faire respecter, à poser ses limites et à se protéger.
- **La joie** est liée à la satisfaction d'un désir, la réussite d'un projet important à nos yeux. C'est un état de satisfaction et de bien-être qui se manifeste par de la gaieté et de la bonne humeur. Elle accroît notre énergie, la motivation et la confiance en soi. Elle sert à nous guider vers ce qui nous est bénéfique et elle sert à créer du lien social.
- **Le dégoût** correspond à un rejet, une aversion physique ou psychologique envers un objet (nourriture…) ou une personne, perçus comme nuisibles. Elle sert donc à nous protéger de ce qui n'est pas bon pour nous. Cette émotion est liée au 5e chakra.
- **La surprise** est provoquée par un événement inattendu, soudain, un changement imminent ou par une révélation allant à l'encontre de notre perception, de nos représentations. Elle est généralement brève, puis s'estompe ou laisse place à une autre émotion suivant la situation vécue. Elle sert à nous préparer à réagir.

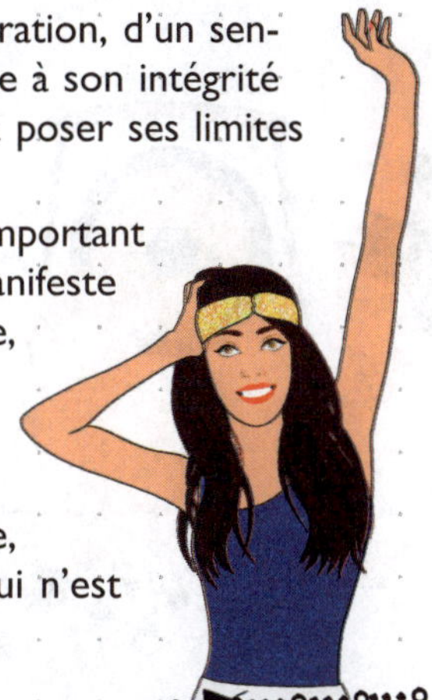

On peut aussi parler du sentiment de bonheur qui est généré par une émotion durable de joie associée à un sentiment de paix intérieure et de plénitude. Cet état se manifeste sur la durée par la capacité à se sentir en harmonie avec soi et les autres, quelles que soient les situations…

Yoga, chakra et émotions

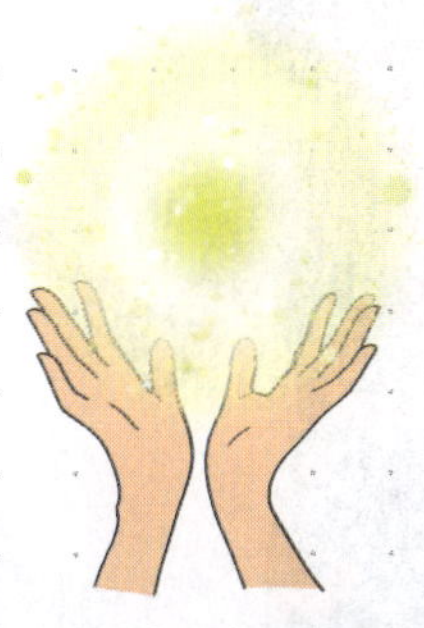

Quels liens entre kundalini yoga, chakras et émotions ?

Selon la tradition indienne, chaque chakra est relié à plusieurs émotions. Les peurs, les blocages, les obstacles que l'on peut ressentir à certains moments de notre vie peuvent provenir du déséquilibre d'un chakra. Nos 7 chakras principaux étant alignés le long de notre colonne vertébrale, si l'un d'entre eux est déséquilibré, c'est l'être entier qui en souffre (voir p. 9). Lorsque quelque chose paraît bloqué en nous (tensions corporelles…) ou dans notre vie (problèmes affectifs, financiers…), nous pouvons observer quelle émotion nous ressentons afin de faire le lien avec le chakra déséquilibré. S'il s'agit, par exemple, de la peur de manquer, le déséquilibre provient du 1er chakra.

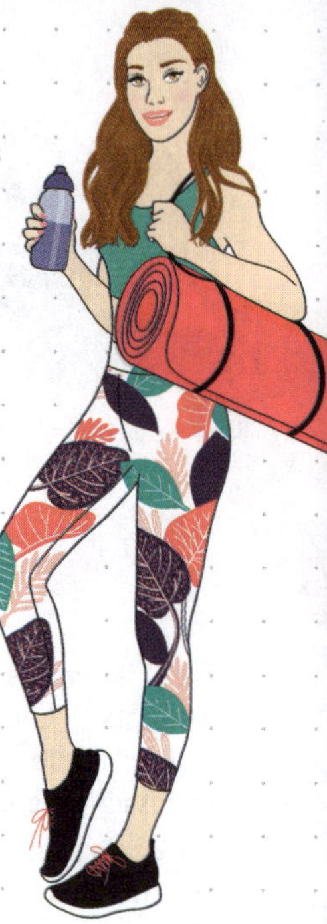

Comment le yoga peut aider à réguler ses émotions ?

La pratique du yoga kundalini est un moyen profond et efficace de stopper l'agitation du mental et de transformer en feelings bénéfiques les schémas et comportements liés à des émotions ressenties de manière négative. Pour équilibrer vos émotions, vous pouvez pratiquer quotidiennement un kriya ou une méditation en lien avec une émotion qui vous handicape ou vous déstabilise dans votre façon de vous exprimer et d'agir. Équilibrer vos chakras vous permet de prendre conscience de vos points faibles et de vos émotions pour mieux les vivre et vous sentir plus sereine, plus créative et en harmonie avec le monde !

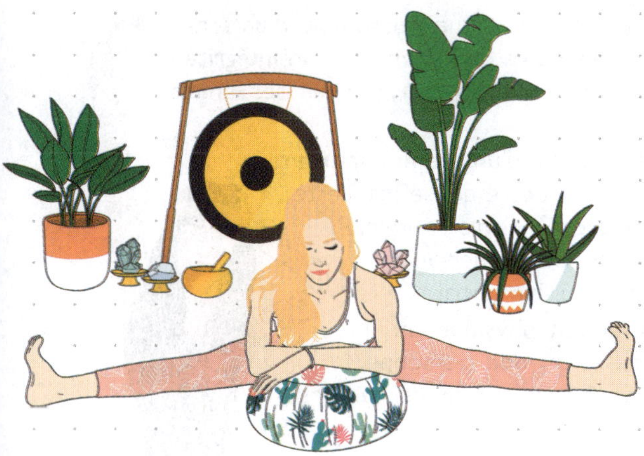

Je suis forte, stable et ancrée

Le 1er chakra, le chakra racine, situé au niveau du périnée (entre l'anus et les organes sexuels) est le socle de construction pour tous les autres chakras. Il est en lien avec l'expression de votre identité : « Je suis ».

Mon 1er chakra, centre de ma sécurité intérieure

Il représente l'enracinement, et il est donc la première étape de toute transformation profonde. Il relie à la terre Mère et à sa fonction nourricière. Ce chakra est le siège de la survie et des besoins de base d'une personne (manger, dormir, se vêtir, se sentir respectée, aimée et entourée…).

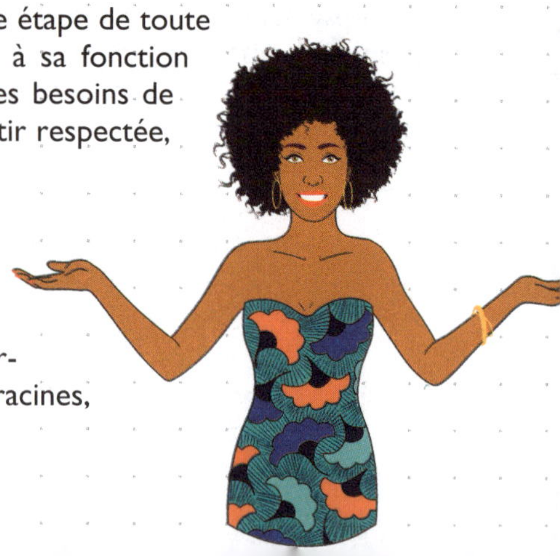

Chakra équilibré

L'équilibre de ce chakra dépend fondamentalement de l'accueil du nouveau-né dans ce monde, de la qualité de sa relation avec sa mère. Lorsqu'il est harmonisé, ce chakra vous connecte à la terre, à vos racines, à votre famille et vous fait vous sentir en sécurité, sereine, stable émotionnellement. Vous vous sentez forte et ancrée, vous avez conscience des besoins de votre corps et de vos ressentis et savez y répondre.

Émotions et comportements bloquant ce chakra

Angoisse, anxiété, insécurité, paresse, dépendance affective, addictions, irresponsabilité, égoïsme…

Mon kriya yoga pour me sentir stable et confiante

Le 1er chakra est associé au rectum. Sa fonction principale est de stocker les selles, il est donc lié à l'élimination des déchets et des toxines. Vous pouvez relier ce principe à la capacité symbolique et psychique d'éliminer vos peurs. De manière physique, il est courant que les personnes ayant des problèmes récurrents de constipation aient un 1er chakra déséquilibré. Le kriya suivant, qui stimule la région lombaire et le rectum, est idéal pour rééquilibrer le 1er chakra.

Quand faire ce kriya ?

La peur engendre des comportements addictifs, de l'instabilité, de l'excès. Si vous traversez par exemple une période durant laquelle vous avez un rapport compulsif à la nourriture, au shopping, si vous tenez des propos pessimistes et critiques sur vous ou les autres, avez du mal à tenir vos engagements et à prendre des décisions, si vous manquez d'argent, il est probable que vous ayez besoin de rééquilibrer votre 1er chakra.
Si vous traversez une période de crise durant laquelle les angoisses et l'anxiété sont particulièrement envahissantes, pratiquez ce kriya tous les matins pendant 40 jours.

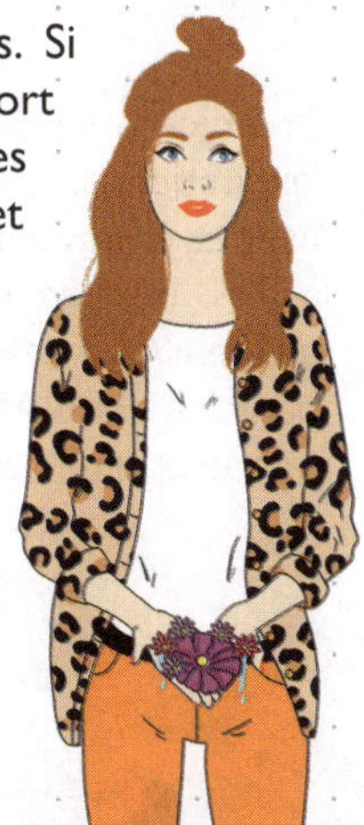

À quel moment ? L'idéal est toujours de pratiquer le matin pour réguler vos émotions et apaiser votre mental avant de commencer votre journée. Mais vous pouvez pratiquer ce kriya en particulier à n'importe quel moment de la journée dès que vous ressentez une peur, quelle qu'elle soit.

Pour ouvrir la séance

Avant chaque kriya de kundalini, répétez les mantras suivants :

1. Adi mantra. Prenez une longue et profonde inspiration et sur l'expiration, chantez trois fois : *Ong Namo Gourou Dev Namo.*
2. Mangala charan mantra. Chantez ensuite juste après le deuxième mantra de protection, 3 fois de suite : *Aad Guray Nameh, Jugaad Guray Nameh, Sat Guray Nameh, Siri Guru Dayvay Nameh.*

Pour refermer l'espace de la pratique

À la fin de chaque séance de kundalini, répétez 3 fois le mantra Sat nam, qui signifie « ma véritable identité » ou encore « la lumière est ma vérité ». D'un point de vue vocal, le son SAT est sept fois plus long que le son NAM.

Combien de temps ? Comptez un quart d'heure.

Comment je m'y prends ?

Exercice 1 : asseyez-vous sur votre talon gauche, votre jambe droite reste tendue. Les paumes des mains sont sur le sol, à plat, de chaque côté des hanches. Inspirez profondément, et expirez en vous penchant vers l'avant. Inspirez en vous redressant. Continuez pendant 2 min.

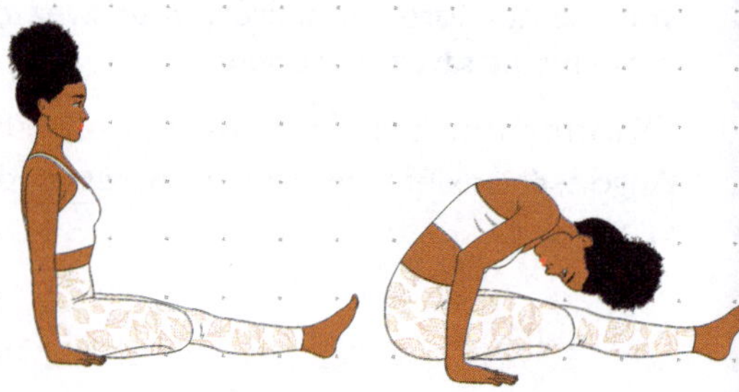

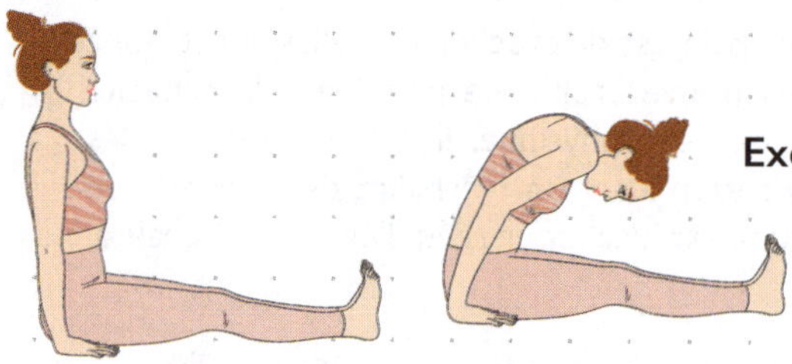

Exercice 2 : même exercice que le premier, mais les deux jambes sont tendues devant vous. Continuez pendant 2 min.

Exercice 3 : allongée sur le dos, les jambes jointes, inspirez profondément et, sur l'expiration, asseyez-vous et inclinez-vous vers l'avant pour attraper vos orteils. Inspirez en revenant vous étendre sur le dos. Inspirez en formulant mentalement SAT, expirez en formulant mentalement NAM. Continuez 2 min, avec une respiration puissante.

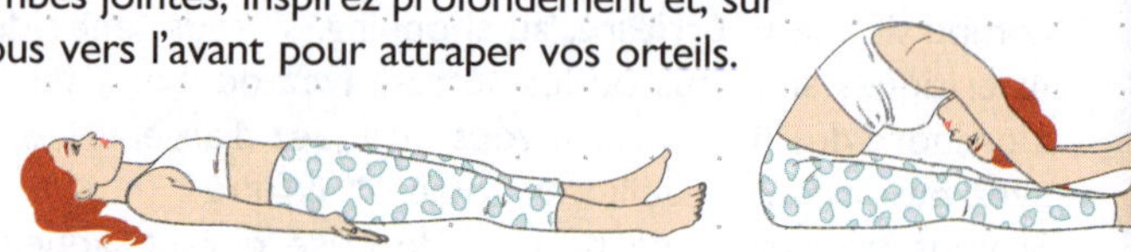

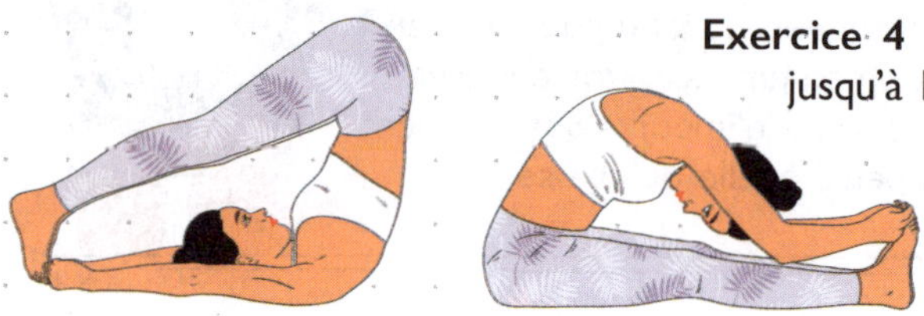

Exercice 4 : sur le dos, levez lentement les jambes jusqu'à les poser derrière la tête, dans la posture de la charrue. Reposez les jambes sur le sol, asseyez-vous et venez presser vos orteils avec vos doigts dans la posture de la pince. Continuez d'alterner la posture de la charrue avec celle de la pince, pendant 2 min.

Exercice 5 : allongée sur le dos, amenez les genoux sur la poitrine, et pressez-les contre vous avec vos mains. Puis étendez vos jambes sur le sol, sortez de cette posture allongée afin de venir vous asseoir, pour presser vos orteils devant vous. Revenez sur le dos, les genoux sur la poitrine. Continuez l'enchaînement pendant 2 min.

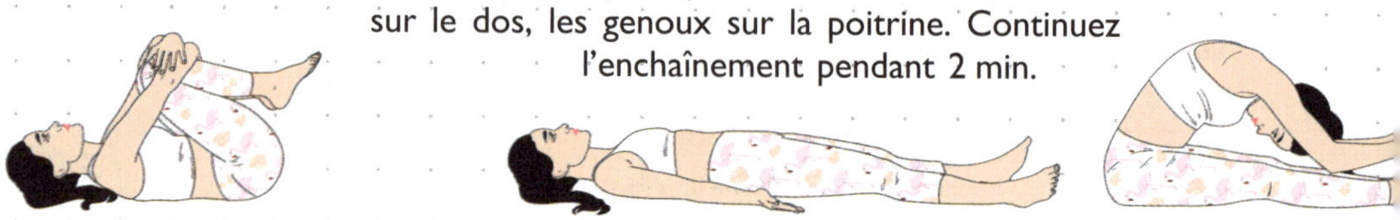

Exercice 6 : posture de la pince, jambes tendues devant, vous attrapez vos orteils, penchée vers l'avant. Sans lâcher les pieds, venez rouler sur le dos jusqu'à passer dans la posture de la charrue. Roulez d'avant en arrière, sans lâcher les pieds. Continuez pendant 2 min.

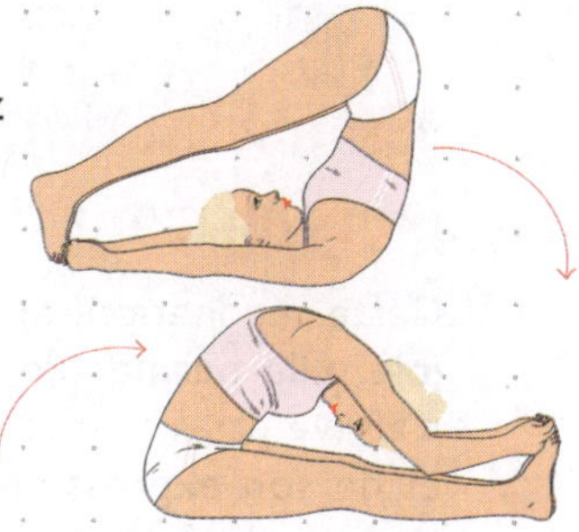

Exercice 7 : relaxation finale minimum 2 min.

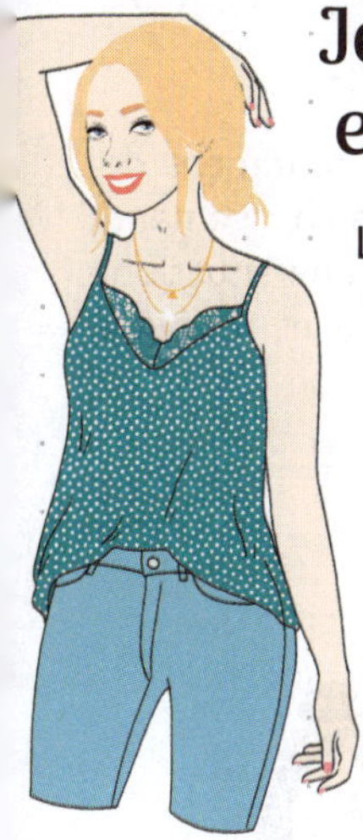

Je transforme mes blocages en créativité

Le 2e chakra est situé juste en dessous du nombril (à environ 5 cm) au niveau des organes génitaux. C'est le centre des énergies sexuelles et des forces créatrices. Il régit nos rapports avec autrui, et notamment avec le sexe opposé.

Il est lié à l'élément eau qui est doté d'une énergie féminine. Il correspond aux fonctions corporelles en relation avec les liquides de notre corps : la circulation, l'élimination par l'urine, la sexualité, la reproduction…

Mon 2e chakra, centre de ma créativité

Il est considéré comme le chakra de l'imagination, de la créativité, de la famille, de la sexualité et de l'ouverture vers les autres. Il correspond au changement et à la capacité à s'adapter aux différents cycles (internes et ceux de la nature). Lorsqu'on est bien centrée sur ce chakra, on a besoin de se sentir libre de créer et on a tendance à satisfaire ses désirs.

Chakra équilibré

Lorsque ce chakra est en équilibre (ou « ouvert »), vous êtes en contact avec vos émotions et vous faites confiance aux autres. Cela peut se traduire par une très bonne vitalité générale, la capacité à prendre des initiatives, l'empathie envers autrui, des relations enrichissantes, naturelles et ouvertes, surtout avec les personnes du sexe opposé, le plaisir et la sensualité, une sexualité épanouie, la passion pour la vie…

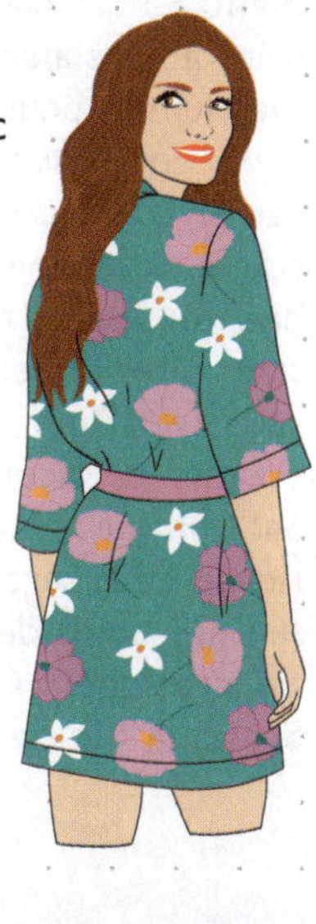

Émotions et comportements bloquant ce chakra

Peurs, méfiance, culpabilité, honte, hyperémotivité ou, à l'inverse, hyper contrôle des émotions, dépendance affective, jalousie, comportement sexuel débridé ou bien froideur et insatisfaction.

Ma méditation pour stimuler mon énergie vitale et créative

Cette méditation, appelée « méditation pour la paix », apporte la paix intérieure et la joie. Elle permet de ne plus être soumise aux blocages et aux frustrations (lorsqu'on n'arrive pas à avancer, on manque d'énergie, on se sent limitée au niveau de sa créativité et de son expression), de se libérer de ses attachements (matériels, dépendance affective...). Bref, de fusionner avec les possibilités infinies de la vie, en osant être créative et sans peur... !

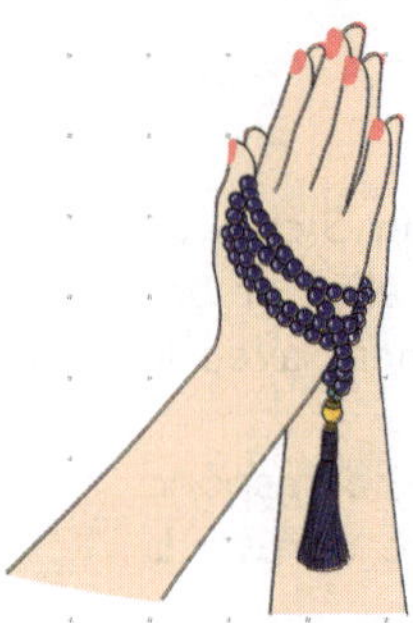

Quand faire cette méditation ?

Vous pouvez pratiquer cette méditation lorsque vous avez le sentiment de tourner en rond, de vous ennuyer, lorsque vous avez besoin de changement, que vous ne parvenez pas à trouver un sens à votre vie ou à une situation. Si vous traversez une période où la vie vous semble morose et insipide, pratiquez ce kriya tous les matins pendant 40 jours.

À quel moment ? Avant de commencer votre journée.

Combien de temps ? Minimum 11 min et jusqu'à 31 min.

Comment je m'y prends ?

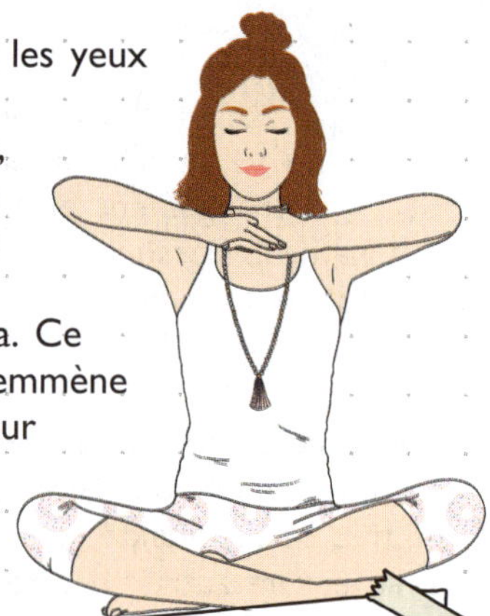

Posture : asseyez-vous en posture simple, en tailleur. Fermez les yeux et concentrez-vous sur le 3e œil.

Mudra : placez les mains à une dizaine de centimètres du cœur, paume droite tournée vers le bas et paume gauche tournée vers la poitrine. Crochetez ensemble les majeurs et tirez légèrement vers l'extérieur. Les bras sont parallèles au sol.

Mantra : Sat narayan représente l'eau en lien avec le 2e chakra. Ce mantra vous aide à suivre le courant de votre vie. Il nettoie et emmène avec lui vos peurs et vos erreurs du passé, il fait place nette pour vous rendre disponible à l'instant présent. Laissez-vous porter par le flux. Permettez au courant sacré de vos pensées de couler au même rythme que votre souffle. Ressentez la fluidité vous apporter l'énergie vitale, faire circuler les émotions stagnantes, amener de la nouveauté dans votre vie lorsque vous avez l'impression de stagner, et stimuler votre expression créative de façon plus douce, plus fluide, plus « yin ».

Sat Narayan : véritable soutien / *Wahe Guru* : extase dans l'expérience de la sagesse indescriptible / *Hari* : la Création en action (un des noms de Dieu) / *Sat Nam* : véritable identité

Musique recommandée : *Sat Narayan Wahe Guru*, extrait de l'album *Essence* de Dev Suroop Kaur.

En pratique : Chantez le mantra durant 11 à 31 minutes tout en maintenant le mudra. Suivez le flot de la musique, la respiration se fait de manière naturelle.

Je booste ma confiance en moi

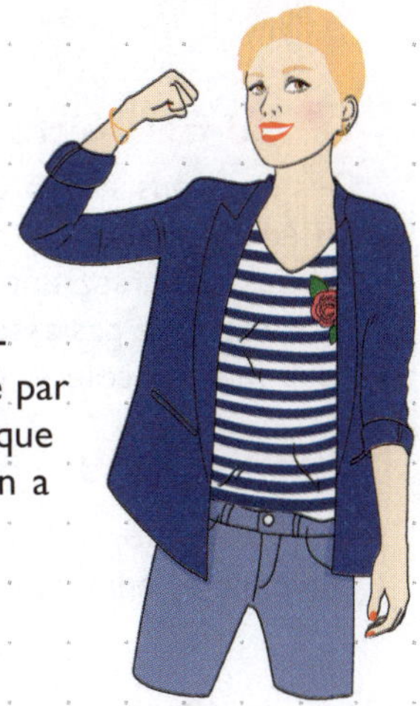

Le 3e chakra est situé au creux de l'estomac, au-dessus du nombril. Ce chakra correspond au système digestif dans son ensemble. C'est le lieu de transformation des nourritures physiques mais aussi émotionnelles. Aussi nommé « plexus solaire », ce centre est fortement affecté par les émotions, l'anxiété et le stress. Ce n'est pas pour rien que lorsque nous avons des soucis ou éprouvons une grande frayeur, on dit qu'on a « la boule » ou « la peur au ventre ».

Mon 3e chakra, centre de mon pouvoir personnel

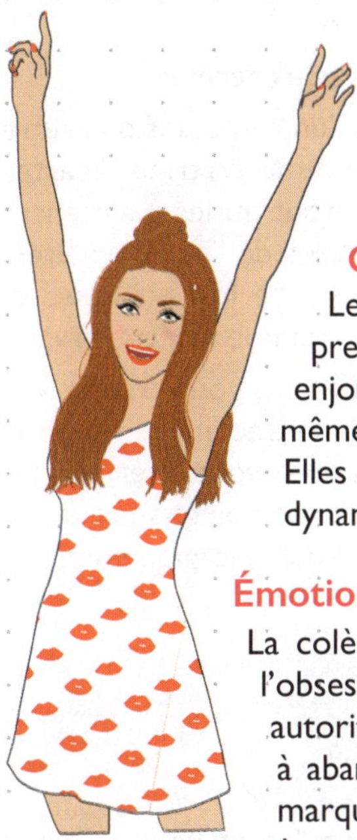

Le plexus est relié au pouvoir personnel et à la façon dont on utilise sa volonté : pour se responsabiliser ou pour contrôler autrui…

Chakra équilibré

Les personnes ayant un 3e chakra bien équilibré sont de nature à prendre des initiatives facilement et à les mener à terme. Elles sont enjouées, positives, confiantes en leur capacité, respectueuses d'elles-mêmes et des autres, spontanées, sans complexes, chaleureuses, ouvertes. Elles ont un système nerveux fort et sont par conséquent constantes, dynamiques, altruistes et responsables.

Émotions et comportements bloquant ce chakra

La colère, l'irritabilité, l'orgueil, la vanité, la rigidité, le perfectionnisme, l'obsession pour le travail, les régimes et l'alimentation, la tendance à être autoritaire, le manque d'intérêt et d'attention pour les autres, la tendance à abandonner des projets face aux obstacles qu'ils soulèvent. Les peurs marquantes sont celles du rejet, de l'abandon, de la critique, du ridicule, de ne pas être à la hauteur.

Ma méditation pour me libérer de mes frustrations et de ma colère

De nos déceptions découle bien souvent de la colère. Toutes ces émotions qui traversent le plexus solaire sont des énergies bloquantes, elles nous empêchent d'avancer et nous freinent dans notre expansion. La bonne nouvelle, c'est qu'il est possible de libérer ses peurs, son anxiété et sa colère afin de les transformer en amour et en bienveillance pour soi et les autres, afin de passer à l'action et changer les situations qui nous limitent.

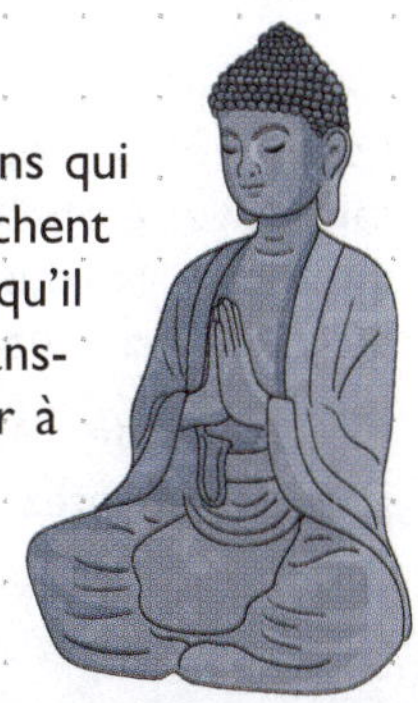

Quand faire cette méditation ?

Dès que vous sentez que vous êtes facilement irritable, autoritaire, rigide et sans compassion, ou encore après un conflit avec une personne de votre entourage.
Si vous traversez une période où vous avez le sentiment de ne pas être comprise, que l'on ne s'intéresse pas assez à vous, que vous ne vous sentez pas respectée et que cette situation vous met en colère, pratiquez ce kriya tous les matins pendant 40 jours.

À quel moment ? Idéalement le matin, avant de commencer votre journée.

Combien de temps ? De 5 à 7 min en vous assurant que le rythme de la posture est constant et énergique.

Comment je m'y prends ?

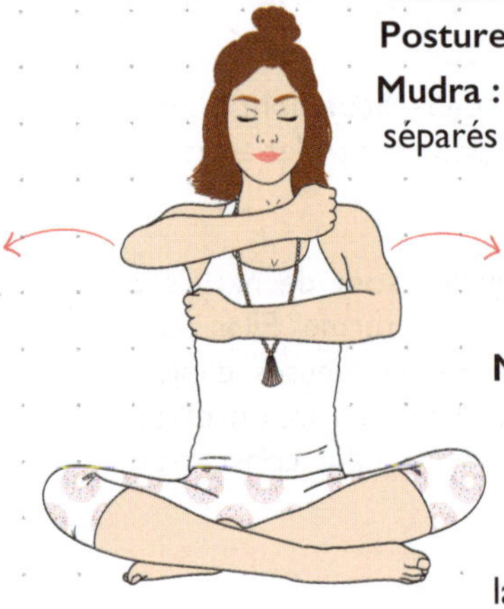

Posture : asseyez-vous en lotus ou demi-lotus, les yeux fermés.

Mudra : les avant-bras repliés, serrez fort les poings, l'un au-dessus de l'autre séparés de quelques centimètres devant le centre de la poitrine. Écartez les poings et les avant-bras énergiquement tout en les maintenant parallèles au sol et ramenez-les l'un au-dessus de l'autre en alternant : une fois le poing gauche au-dessus, une fois en dessous. Continuez durant toute la séance en prononçant le mantra suivant.

Mantra : *Har* évoque l'aspect créatif infini. Lorsque vous croisez vos avant-bras au niveau de la poitrine, tout en rétractant le nombril, répétez puissamment le mantra *Har*. Imaginez-vous tirer sur les chaînes créées par votre colère et, dès que vos poings se croisent devant votre poitrine, brisez-les et libérez-vous énergiquement de la frustration qui vous restreint.

Mon nabhi kriya yoga : la force est dans mon nombril !

Maintenant que vous avez libéré votre plexus de vos vieilles rancœurs et colères, vous allez pouvoir renforcer la zone de votre 3e chakra. Avec un centre fort, on est capable de gérer ses émotions, de lutter contre le stress, les angoisses, l'anxiété… et toutes les choses déstabilisantes qui nous arrivent et auxquelles on a du mal à s'adapter.

Quand faire ce kriya ?

Lorsque vous vous sentez submergée par vos émotions, qu'elles deviennent trop envahissantes, voire obsédantes, que vous sentez la colère monter, afin de retrouver votre puissance intérieure. Si vous manquez de confiance en vous, pratiquez ce kriya tous les matins pendant 40 jours avant de commencer votre journée.

Combien de temps ? Commencez par 3 min par posture, puis au fur et à mesure des jours, augmentez jusqu'à atteindre le temps indiqué, soit un kriya d'environ 35 min au total.

À quel moment ? Idéalement le matin.

Comment je m'y prends ?

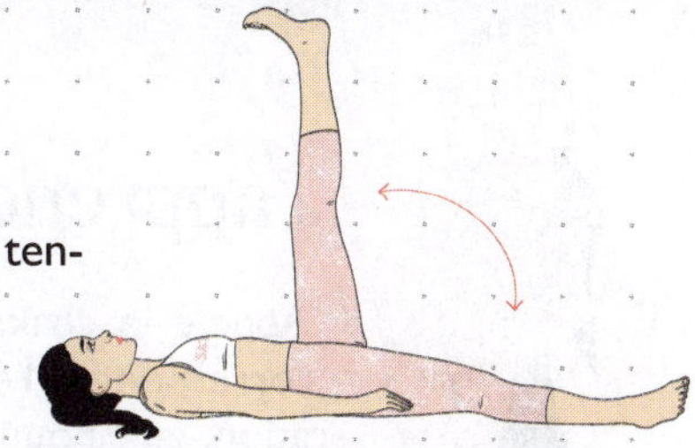

Exercice 1 : allongée, levez les jambes en alternance à 90° en les tendant au maximum et en maintenant le ventre serré. Continuez pendant 10 min.

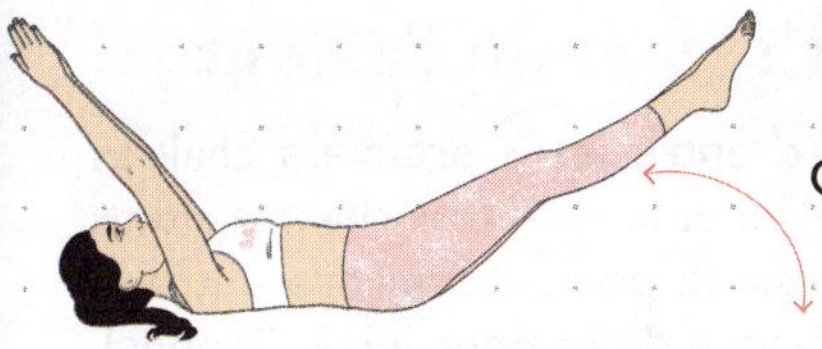

Exercice 2 : allongée, levez les bras face au ciel, perpendiculaire au sol en formant un angle de 90°. Puis levez et descendez les deux jambes en serrant bien les abdos. Coordonnez les mouvements des bras qui descendent en arrière lorsque les jambes descendent en avant. Persévérez pendant 5 min.

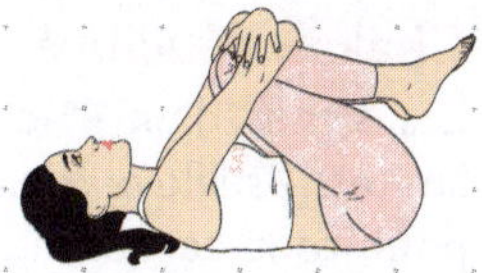

Exercice 3 : allongée, pliez vos genoux contre votre poitrine et encerclez vos jambes avec vos bras. Respirez par le nez longuement et profondément. Poursuivez pendant 5 min.

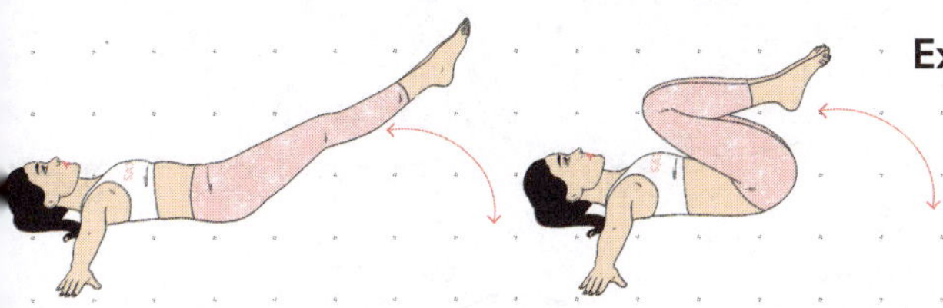

Exercice 4 : allongée, ouvrez les bras en croix, expirez et levez les jambes tendues à 60°. Expirez et ramenez les jambes sur la poitrine Continuez pendant 15 min.

Exercice 5 : allongée, maintenez une jambe serrée contre la poitrine pendant que vous élevez l'autre à 90°, puis revenez en position initiale. Tenez pendant 1 min, puis changez de jambe.

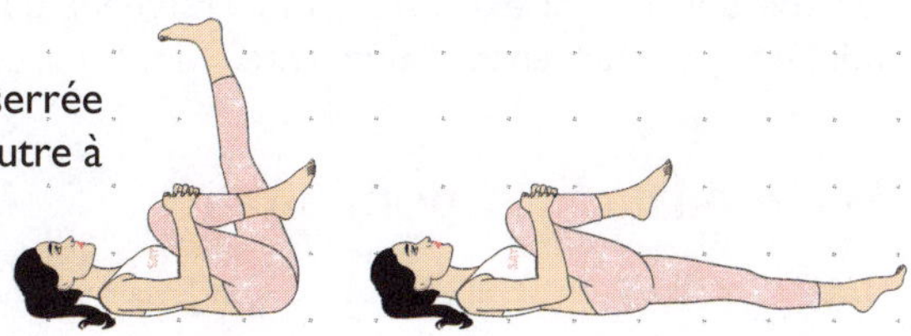

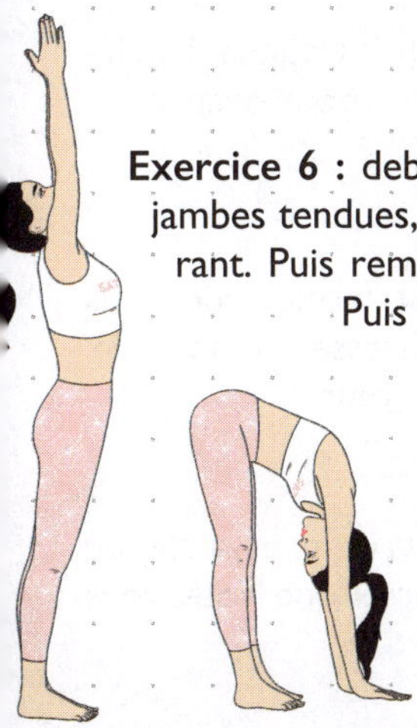

Exercice 6 : debout, tendez les bras au-dessus de la tête, inspirez, puis, en gardant les jambes tendues, fléchissez les hanches pour venir toucher le sol avec vos mains en expirant. Puis remontez les bras vers le ciel. Continuez ce cycle lentement durant 2 min. Puis accélérez le mouvement durant la dernière minute.

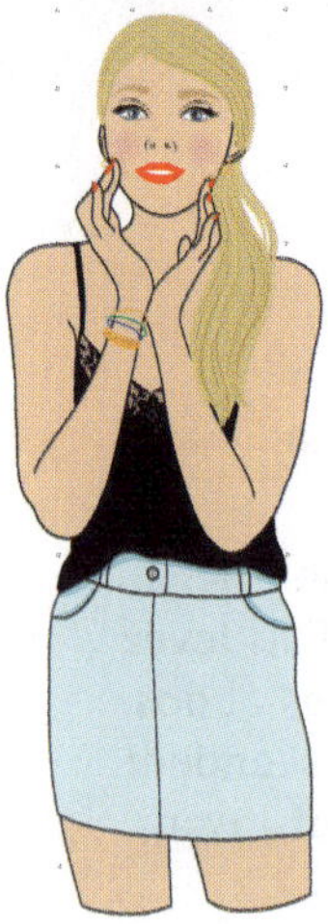

J'apprends à m'aimer

Appelé le chakra du cœur, le 4ᵉ chakra est situé au milieu de la poitrine. Il correspond à l'élément air et au sens du toucher. Ce chakra touche à la respiration, aux poumons et aux gros intestins.

Mon 4ᵉ chakra, centre de la guérison et de l'amour

Il est le point de jonction et le point d'équilibre entre les 3 premiers chakras situés en dessous (énergies plutôt matérielles) de lui et les 3 autres chakras situés au-dessus (énergies plutôt spirituelles). C'est aussi le point d'équilibre entre la polarité masculine et la polarité féminine et le centre de l'amour inconditionnel.

Chakra équilibré

Les signes d'un 4ᵉ chakra équilibré sont le respect de soi et de ses limites (#selflove !), une aptitude à la compassion et un amour profond pour tout ce qui vit, des relations harmonieuses, la confiance en la vie, en sachant que toute situation nous enrichit et nous apporte des perspectives bénéfiques.

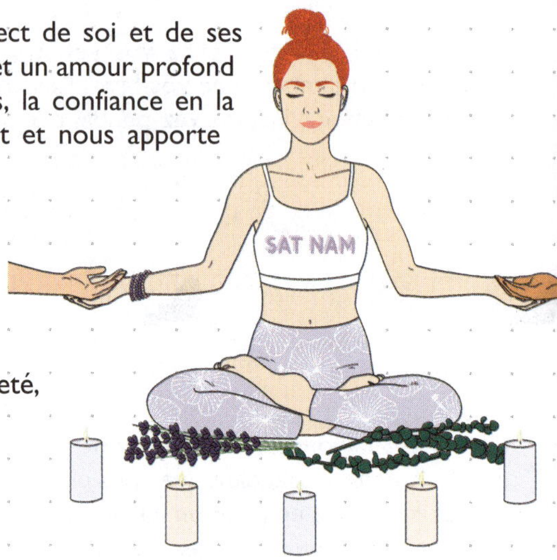

Émotions et comportements bloquant ce chakra

Tristesse, solitude, froideur, souffrance intérieure, doute sur l'existence de l'amour, repli sur soi, don de soi excessif, ou inversement dureté, indifférence et absence d'affectivité.

Ma méditation pour ouvrir mon cœur à l'amour

Le mantra Sat kartar réduit la négativité (pensées négatives, morosité, esprit critique, inquiétudes sur l'avenir…), il apporte un sentiment de légèreté et de liberté (pour avancer le cœur léger) ainsi qu'un sentiment d'amour pour soi et les autres.

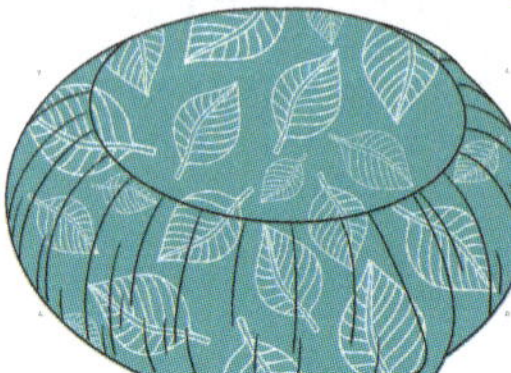

Quand faire cette méditation ?

Si vous avez le sentiment que votre cœur est fermé, que vous nourrissez des sentiments d'amertume, de tristesse, de solitude, pratiquez cette méditation pour ouvrir votre cœur.

À quel moment ?

L'idéal est de démarrer votre journée en pratiquant le kriya afin de vous centrer sur votre cœur, sur l'amour universel que vous vous portez ainsi qu'aux autres et afin de vous sentir joyeuse et sereine. Si vous traversez une période où vous vous sentez seule, pratiquez ce kriya tous les matins pendant 40 jours avant de commencer votre journée.

Combien de temps ? Vous pouvez pratiquer cette méditation durant 11 min.

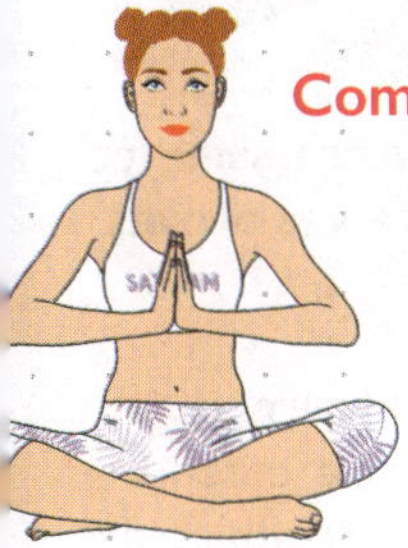

Comment je m'y prends ?

Posture : assise en posture simple, les jambes croisées, le menton légèrement rentré et les yeux fermés, concentrez votre attention sur le 3e œil, le point situé entre vos sourcils.

Mantra : *Sat kartar* signifie « celui qui déploie l'essence de la vérité ».

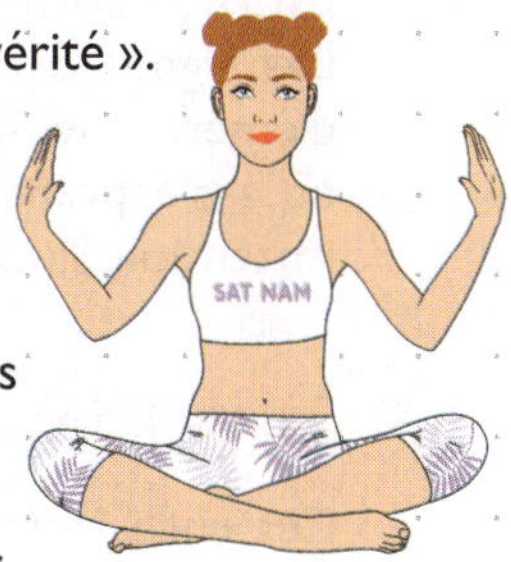

Sur SAT, pressez les mains l'une contre l'autre en mudra de prière au milieu de la poitrine, au niveau du chakra du cœur. Vous faites ainsi appel à votre cœur.

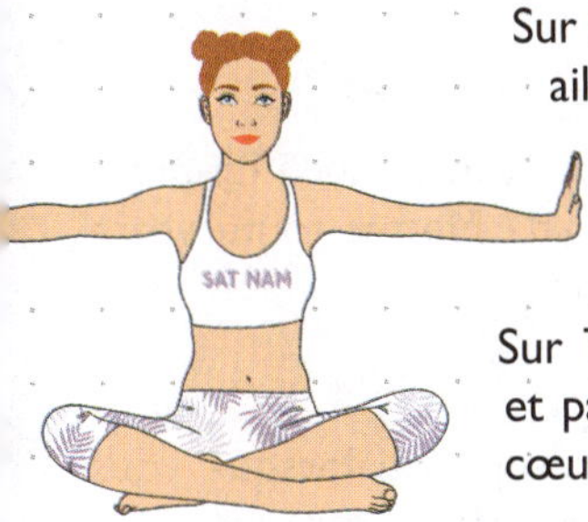

Sur KAR, repliez vos bras sur les côtés comme les petites ailes d'un oiseau ; les doigts sont pointés vers le haut et les paumes des mains tournées vers l'avant. Vous diffusez l'énergie du cœur et de l'amour devant vous.

Sur TAR, tendez les bras en croix, parallèles au sol, les doigts serrés et parfaitement pointés vers le haut. Vous faites rayonner l'énergie du cœur et déployez l'amour partout autour de vous.

Répétez.

J'attire abondance et richesse

Situé au niveau de la gorge, le 5e chakra est associé à la communication et au son. Son élément est l'éther. Il est en lien avec la glande thyroïde et les glandes parathyroïdes qui régulent nos hormones et notre système nerveux.

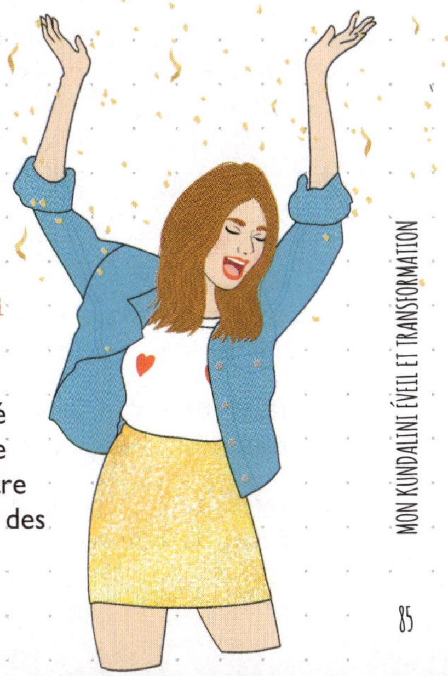

Mon 5e chakra, centre de ma communication et de ma prospérité

Ce chakra permet d'exprimer et de transmettre sa propre vérité au monde, mais aussi de s'élever spirituellement en utilisant le pouvoir du son et des mantras. Son équilibre se trouve entre respecter ses propres besoins, prendre en compte les besoins des autres et se sentir écoutée.

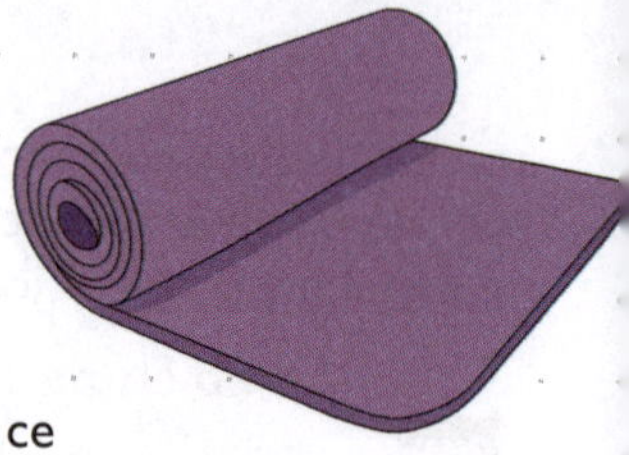

Chakra équilibré

Les signes d'un 5e chakra équilibré sont la capacité à être une communicante charismatique, être écoutée comme une voix qui fait autorité, rayonner la joie, la bonté, la chaleur humaine, avoir une bonne écoute de soi et des autres, et savoir même entendre ce qui n'a pas été dit. Bien harmonisé, ce centre vous aide à progresser dans votre carrière, à partager et échanger avec votre réseau relationnel de manière saine et coopérative et à créer l'abondance dont vous avez besoin pour mettre en place vos projets.

Émotions et comportements bloquant ce chakra

Les signes d'un chakra de la gorge déséquilibré sont la timidité ou au contraire le fait d'émettre ses opinions de façon trop directe et agressive, l'incapacité à se faire entendre ou à s'exprimer avec efficacité, le mensonge, le manque de concentration, les troubles de l'attention, la nervosité…

Mon kriya yoga pour attirer abondance et prospérité

Cet enchaînement, nommé « subagh kriya », permet de transformer la malchance en prospérité et en échange bénéfique et confiant avec les autres. *Lucky girl !* Mettez toute votre attention et votre cœur dans ce que vous désirez attirer dans votre vie !

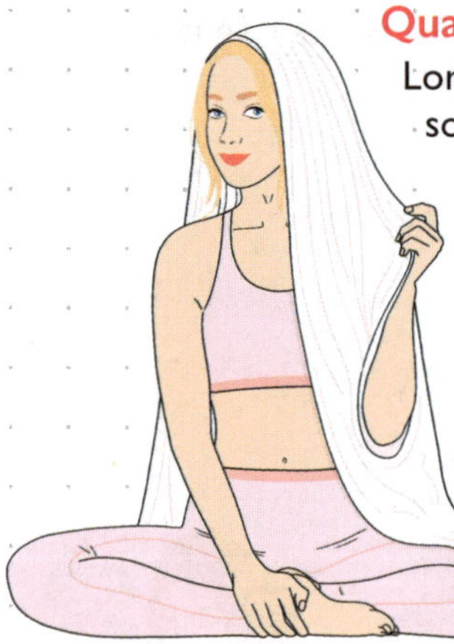

Quand faire ce kriya ?

Lorsque vous vous lancez dans un nouveau projet ou lorsque vous souhaitez attirer une ou des relations nouvelles dans votre vie.

Lorsqu'on désire attirer quelque chose dans sa vie (la sérénité, une relation amoureuse satisfaisante, un projet professionnel valorisant, utile et prospère…), avoir peur de ne pas l'obtenir est le meilleur moyen de ne jamais y accéder. Nos sentiments et émotions négatives ainsi que les réactions inappropriées qui en découlent court-circuitent notre système nerveux et empêchent la concrétisation de ce que nous souhaitons vraiment. Il nous faut dans un premier temps nous libérer de nos peurs et de nos frustrations pour les transformer en courage et en confiance, et ensuite laisser entrer la prospérité dans notre vie.

Pratiquez avant tout les méditations des 1er et 3e chakras pour vous libérer de vos peurs et de votre colère intérieure. Ensuite, lorsque vous vous sentirez plus sereine, pratiquez le subagh kriya tous les matins pendant 40 jours : vous vous assurerez chance et prospérité.

À quel moment ? L'idéal est de démarrer sa journée en pratiquant le kriya afin de concentrer toute son énergie sur la concrétisation de son souhait.

Combien de temps ? Chacune des 5 parties doit être pratiquée pendant une durée égale, soit 3 min ou 11 min.

Comment je m'y prends ?

Posture : assise en posture simple pour tous les exercices du kriya, les yeux sont fermés.

Exercice 1 : les avant-bras sont relâchés, les coudes pliés et les paumes devant la poitrine. Frappez l'un contre l'autre les côtés extérieurs des mains. Alternez les mouvements, les paumes des mains tournées vers le sol, les index et les pouces (qui sont pliés sous la main) se frappent, puis tournez les paumes vers le ciel, les petits doigts et la base des paumes se touchent.

Répétez la syllabe HAR en continu (« *har, har, har, har*… », sur le R, la langue roule sur le palais). Chantez de façon continue, en projetant le son à partir du centre abdominal, et en utilisant le bout de la langue.

Ce mantra signifie « victoire ! ». Les vibrations de ce puissant mantra assurent la réalisation de vos projets, apportent la joie, le succès et la sécurité et peuvent combler vos manques dans votre vie quotidienne…

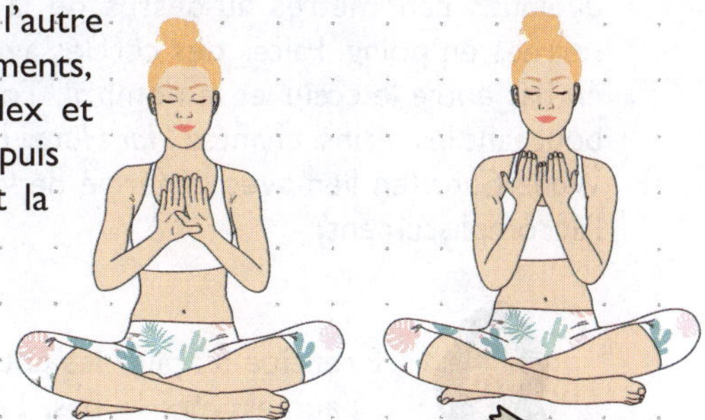

Musique recommandée : *Har* d'Amanbir Singh et Ferenz Kallos.

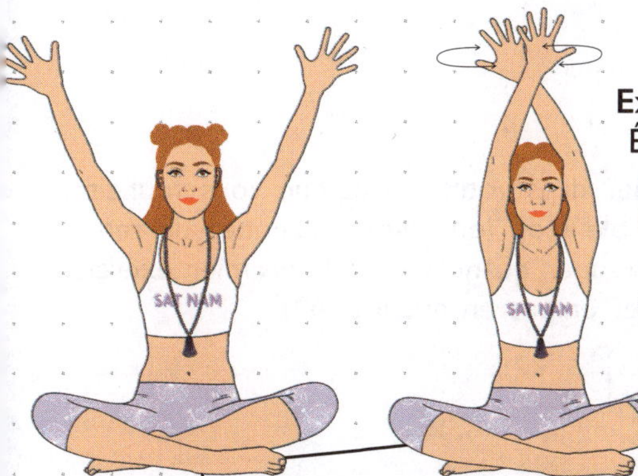

Exercice 2 : tendez les bras à 60° sur les côtés. Écartez largement les doigts et raidissez-les. Les paumes vers l'avant, croisez les bras au-dessus de la tête. Alternez la position des bras lorsqu'ils se croisent : d'abord le bras gauche devant le droit et ensuite le droit devant le gauche. Continuez à croiser les bras, gardez les coudes tendus et les doigts ouverts et raides. Intérieurement, suivez le rythme du mantra Har pour accompagner vos mouvements.

Musique recommandée : *Har* de Kundalini Rise.

Exercice 3 : gardez les bras tendus et écartés à 60°. Avec vos mains, formez un poing autour du pouce et pressez-le fortement. Les bras et les coudes tendus, faites de petits cercles vers l'arrière avec vos bras. Chantez le mantra God puissamment à partir du nombril. Un cercle des bras correspond à une répétition de GOD. Bougez puissamment pour secouer toute votre colonne. Le mouvement peut même vous soulever légèrement du sol.

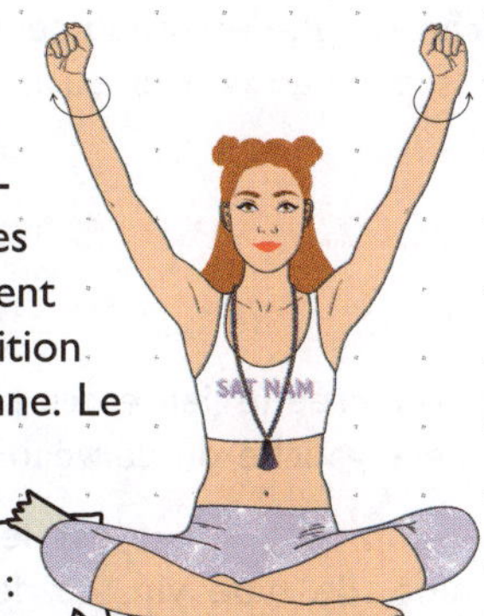

Musique recommandée : *God* de The Underlying Stars.

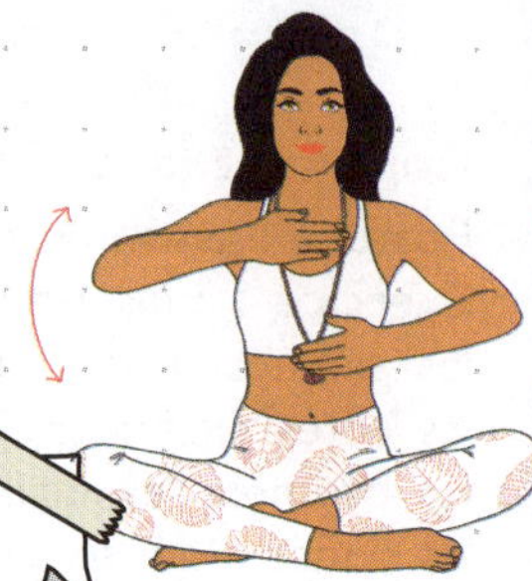

Exercice 4 : pliez les bras devant vous, les coudes pointés sur les côtés. Les avant-bras sont parallèles au sol et les paumes sont dirigées vers le corps au niveau du diaphragme. La main droite est placée quelques centimètres au-dessus de la main gauche, les deux mains serrées en poing. Faites des cercles avec les avant-bras de haut en bas entre le cœur et le nombril. Tout en bougeant les mains, chantez *Har Haray Haree Wahe Guru* (en lien avec l'énergie de vie et l'accomplissement).

Musique recommandée : *Har Haray Haree Wahe Guru* de The Underlying Stars.

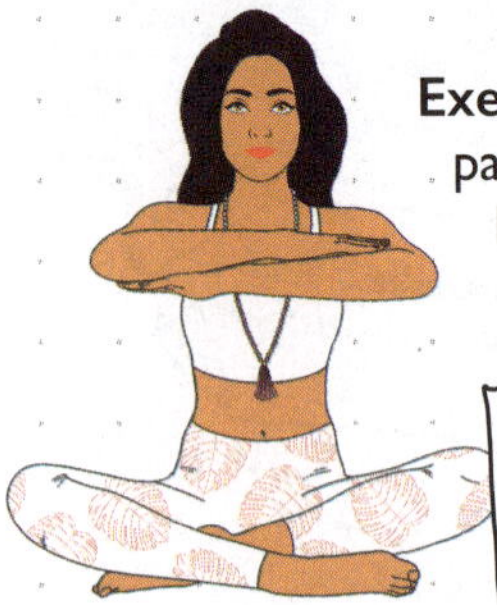

Exercice 5 : pliez les coudes et posez l'avant-bras droit sur l'avant-bras gauche, paumes vers le bas. Les bras sont face au corps à la hauteur des épaules. Fermez les yeux, gardez les bras stables. Maintenez la colonne droite et les bras parallèles au sol. Respirez longuement et profondément, si possible en effectuant 1 respiration par minute : inspirez pendant 20 s, retenez pendant 20 s, puis expirez pendant 20 s.

Musique recommandée : *Chatr Chakr Varti* de The Underlying Stars

Ma méditation pour la prospérité

Si vous désirez attirer quelque chose de particulier dans votre vie et que vous souhaitez activer la prospérité mais que le kriya vous semble trop long (vous manquez de temps et de disponibilité par exemple), vous pouvez pratiquer quand même le premier exercice indépendamment des autres parties (voir toutes les étapes en détail p. 44).

Je développe mon intuition

Le 6e chakra, également appelé 3e œil, se situe entre les sourcils, et légèrement au-dessus, au centre du front. Le nom sanskrit de ce chakra, *Ajna*, signifie « savoir » ou « commander » mais aussi « percevoir ».

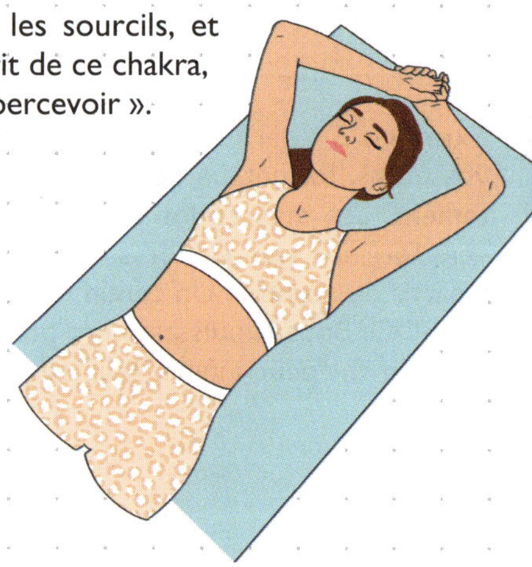

L'équilibre entre mes polarités masculine et féminine

Le 3e œil crée le lien entre l'hémisphère droit et l'hémisphère gauche du cerveau.

L'hémisphère droit est le siège de notre polarité féminine, de type yin, et de notre intuition. C'est le centre de nos émotions, il nous permet de percevoir une situation à travers nos sens, l'espace, la pensée sans langage, les couleurs, l'imagination, la synthèse, les rêves.

L'hémisphère gauche est le siège de notre polarité masculine, de type yang. Notre intelligence y réside : on l'utilise pour lire, compter, parler, écrire, observer… Il nous permet d'analyser une situation en la reliant à notre logique, au langage, au détail, au temps.

Mon 6e chakra, centre de mon intuition

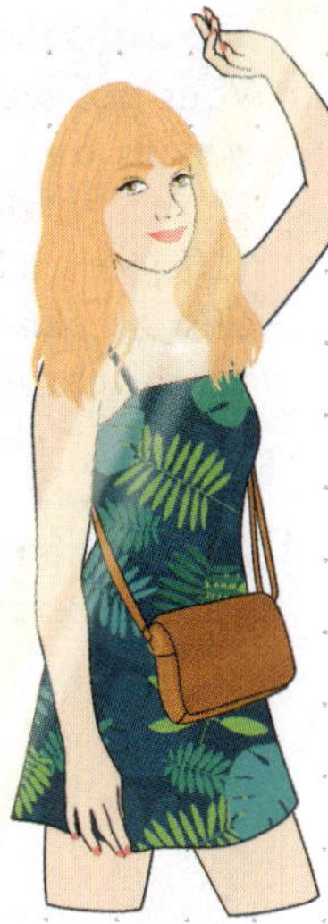

Les personnes centrées sur le 6e chakra (ou 3e œil) utilisent les hémisphères droit et gauche de leur cerveau de manière équitable. Elles ont une vision intérieure qui rend limpides les choses sur lesquelles elles se concentrent. Pratiquer le kundalini yoga en se concentrant sur son 3e œil va ainsi vous aider à renforcer votre 6e chakra et à développer une intuition fiable !

Chakra équilibré

Sans doute ni peur, la compréhension se fait de manière intuitive. On voit les choses, autrui et soi-même avec clarté et lucidité, la concentration est bonne. On reste détachée des difficultés d'ordre matériel et on trouve facilement des solutions aux problèmes.

Émotions et comportements bloquant ce chakra

Centre de la perception et du discernement, si ce chakra est trop faible, on devient influençable et hésitante, on a tendance à tout intellectualiser, à rester dans sa « zone de confort », à ne pas prendre de risque. Notre vie peut être dominée par nos besoins matériels et physiques, avec un rejet de tout ce qui paraît irrationnel à première vue, notamment des expériences spirituelles.

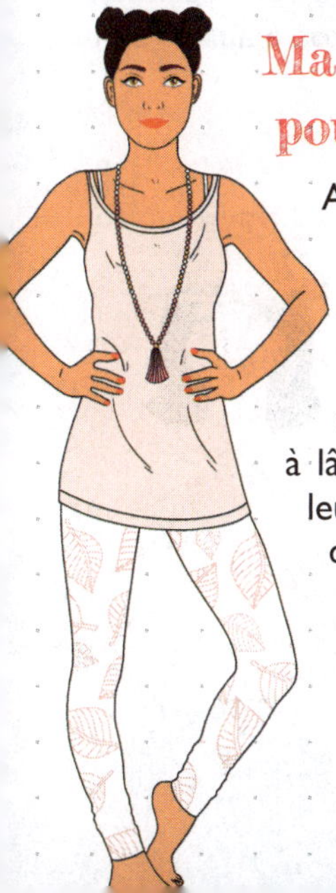

Ma méditation laya yoga, pour me laisser guider par mon intuition

Avoir une bonne intuition, c'est sentir les choses arriver dans la vie, savoir instinctivement ce qui est juste pour nous et ce qui ne l'est pas. C'est se faire confiance ainsi qu'à cette petite voix qui résonne au fond de nous. Bien souvent, on refuse de l'écouter par peur de ce que les autres vont penser et parce qu'on croit que cela ne fonctionnera pas, comme on a déjà pu l'expérimenter par le passé. Mais, pour l'entendre, il faut apprendre à lâcher prise et à être entièrement disponible au moment présent. La meilleure méthode pour éveiller ce chakra est la méditation. Cela vous permet d'accéder à un niveau supérieur de conscience.

La méditation laya yoga vous permet de vous élever au-dessus des conflits engendrés par l'activité du mental. Elle vous rend créative, alignée sur vos priorités réelles et vous aide à abandonner ce qui est nécessaire afin de vous concentrer sur l'essentiel et réaliser vos objectifs. Elle permet d'intégrer que les erreurs du passé appartiennent au passé. En les laissant derrière soi, on peut aspirer au progrès et à l'épanouissement. Le terme *laya* décrit un retrait du monde ordinaire. Le laya yoga fixe votre attention et votre énergie sur votre essence et votre conscience supérieure, sans que les distractions et les attachements habituels ne prennent le pouvoir sur le mental réactif, laissant ainsi la voie libre pour entendre son intuition.

Quand faire cette méditation ?

Vous pouvez pratiquer cette méditation si vous n'arrivez pas à vous détacher de vos expériences ou erreurs passées.

Combien de temps ? L'idéal est de pratiquer cette méditation pendant 31 min, de 40 à 120 jours, afin de graver dans votre subconscient l'image de votre véritable essence, et ainsi ne plus être influencée par ce que vous croyez être, par la façon dont les autres vous perçoivent et ce qu'ils projettent sur vous.

À quel moment ? Démarrez votre journée en pratiquant la méditation laya yoga pour vous ouvrir et vous connecter à votre 6e chakra (ou 3e œil). Vous programmez ainsi votre mental à être à l'écoute de votre intuition dès le matin et vous évitez d'être parasitée par toutes sortes de doutes pendant la journée.

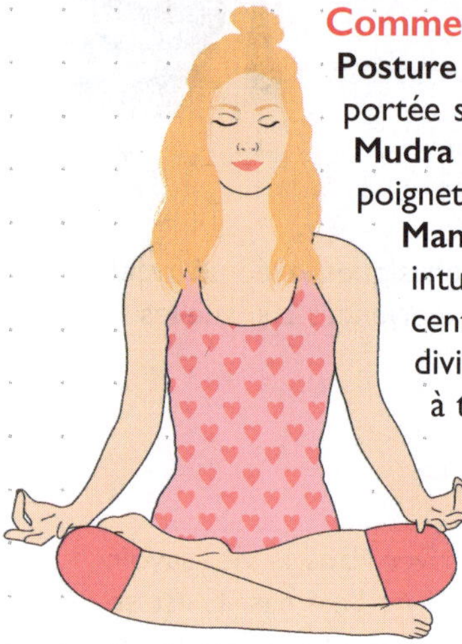

Comment je m'y prends ?

Posture : asseyez-vous les jambes croisées, les yeux fermés, la concentration portée sur le 3e œil.

Mudra : joignez le pouce et l'index en gyan mudra (voir p. 36) avec les poignets posés sur les genoux.

Mantra : chantez les sons sacrés suivants afin de vous connecter à votre intuition, à votre instinct, à votre petite voix intérieure, pour vous centrer sur vos véritables priorités. Ce mantra représente la vibration divine en vous, dans votre cœur, destinée à croître et à vous épanouir à travers le rayonnement toujours plus lumineux de votre aura, votre présence à vous-même et aux autres.

Ek ong kar (ah)
Saa taa naa maa
Siri wha(ah) hay guru

Je suis à ma place à tout instant

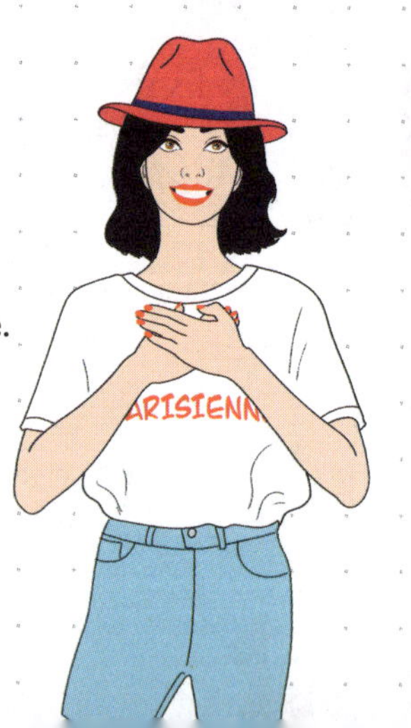

Appelé chakra coronal, le 7e chakra se situe au sommet de la tête. Son nom sanskrit *Sahasrara* signifie « infini ». Il gouverne le système nerveux et le cerveau. C'est le siège de la conscience pure. Il désigne la pensée, la connaissance de soi, la sagesse, la conscience de l'âme, la connexion spirituelle et la source d'énergie universelle.

Mon centre de reliance

Le 7e chakra nous permet de percevoir que nous sommes faites d'un corps, d'un mental et d'une âme, et que tout est connecté à quelque chose d'infiniment plus grand : l'univers. Le 7e chakra est en d'autres termes notre récepteur-émetteur général. C'est notre maître à penser. Il permet la synthèse de toutes les informations que l'on perçoit sur les plans physiques et subtils, puis il redistribue cette énergie aux autres chakras en cas de nécessité.

Chakra équilibré

Vous percevez la réalité au-delà de vos sens physiques. Vous vivez en harmonie avec votre environnement. Chaque moment fait sens, même les périodes pouvant être considérées comme difficiles. Vous vous sentez emplie de sérénité, de sagesse, de joie et de paix. Votre capacité d'empathie pour tout ce qui vous entoure est très développée, vous pouvez ressentir ce que vit une autre personne comme si vous le viviez vous-même.

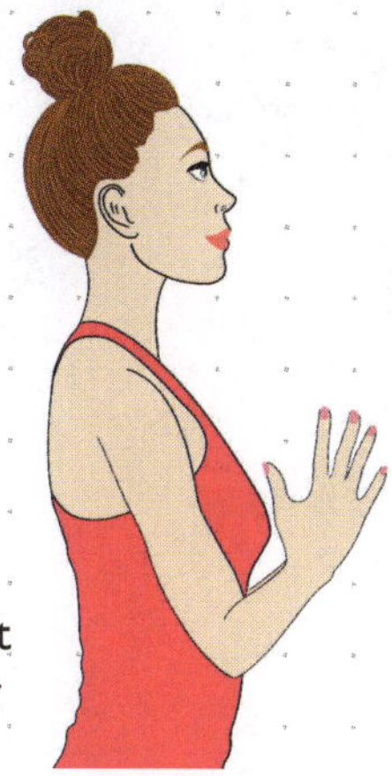

Émotions et comportements bloquant ce chakra

Les personnes dont le chakra couronne est fermé vivent dans un matérialisme excessif, elles sont hermétiques à toutes formes de spiritualité, elles ont souvent un sentiment d'isolement et de solitude et ressentent beaucoup d'indécision par rapport aux choix qu'elles ont à faire pour leur vie. L'ego gouverne leur existence, elles ne reconnaissent pas leur propre responsabilité dans ce qui leur arrive.

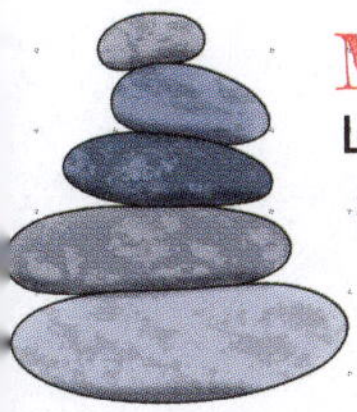

Mon kriya de la fondation pour l'infini

Le kriya de la « fondation pour l'infini » vous connecte à votre 7e chakra : votre sérénité, votre paix intérieure, votre sagesse, afin que vous puissiez prendre conscience de l'infini qui est en vous. Le meilleur moyen de dépasser ses limites mentales et d'accepter avec sérénité chaque chose qui se présente à vous dans la vie.

Quand faire ce kriya ?

Lorsque vous traversez une période difficile et que cela devient douloureux, que vous n'en comprenez pas le sens.

Combien de temps ? Comptez au minimum 31 min pour la totalité de ce kriya.

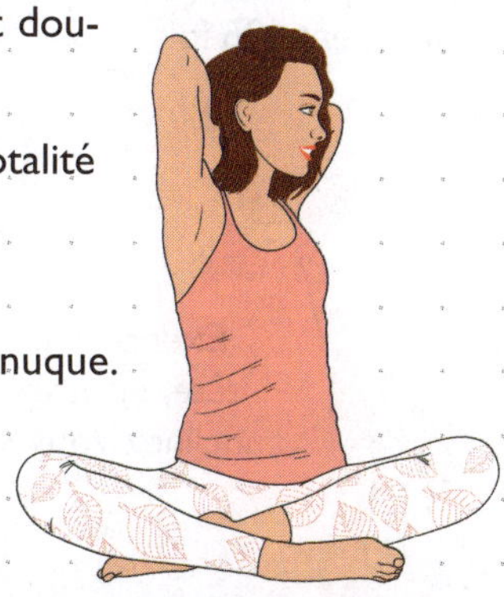

Comment je m'y prends ?

Exercice 1 : assise en posture simple, croisez les mains sur la nuque. En gardant les bras pliés et parallèles au sol, pivotez et inspirez à gauche, puis pivotez et expirez à droite. Continuez durant 3 min à un rythme modéré.

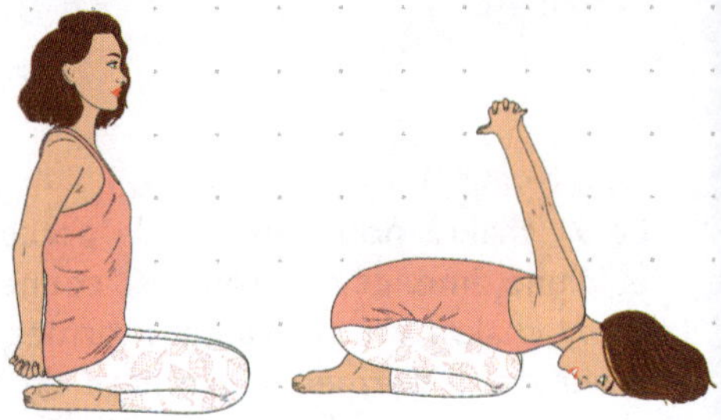

Exercice 2 : assise en posture simple, croisez les mains derrière le bas de votre dos. En gardant les mains jointes et les bras le plus tendus possible derrière votre dos, déposez la tête au sol. Continuez sur un rythme constant, en vous penchant puis en vous redressant durant 2 min en actionnant la respiration du feu (voir p. 39).

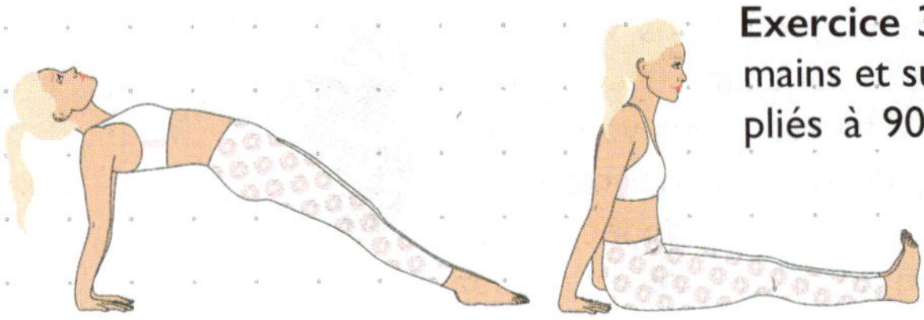

Exercice 3 : allongée sur le dos, venez pousser sur vos mains et sur vos pieds pour soulever votre buste, genoux pliés à 90°, cuisses et buste parallèles au sol. La tête est relâchée en arrière. Puis redescendez les fesses pour basculer en position assise, les jambes tendues devant vous, tête redressée, la colonne droite. Continuez à alterner les 2 postures avec un rythme constant durant 1 min tout en pratiquant la respiration du feu.

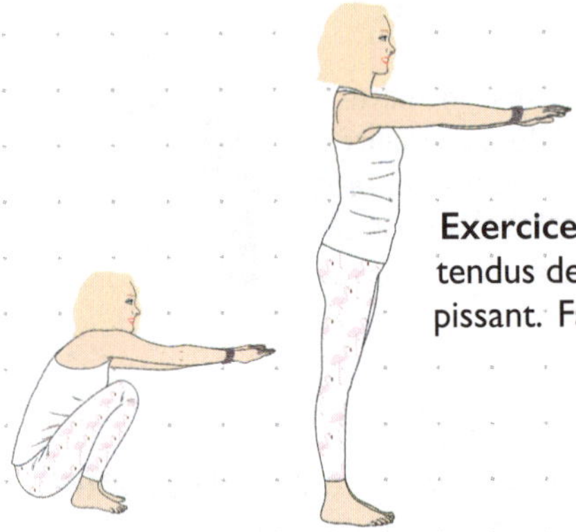

Exercice 4 : accroupie, les paumes de mains face au sol, les bras tendus devant vous, inspirez en vous levant, expirez en vous accroupissant. Faites ces mouvements 26 fois de suite.

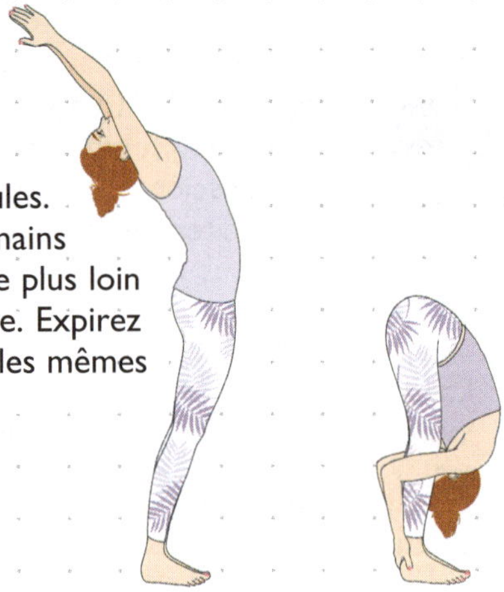

Exercice 5 : debout, les pieds écartés de la largeur des épaules. Tendez les bras au-dessus de la tête, les paumes des mains tournées vers l'avant. Inspirez et cambrez-vous en arrière le plus loin possible comme si vous vouliez faire un plongeon en arrière. Expirez en vous penchant vers l'avant pour toucher le sol. Refaites les mêmes mouvements 26 fois.

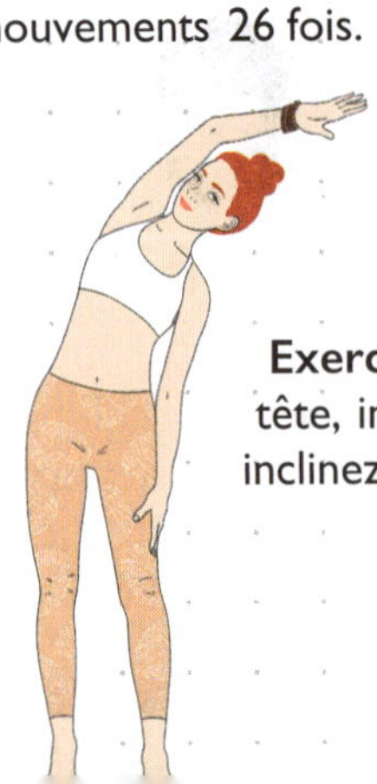

Exercice 6 : debout et droite, tendez le bras droit au-dessus de la tête, inspirez et inclinez-vous vers la gauche. Puis changez de bras, expirez et inclinez-vous vers la droite. Recommencez 26 fois de chaque côté.

Exercice 7 : debout, les mains sur la taille, sans plier les genoux, lancez une jambe tendue devant vous pour donner un petit coup de pied, puis alternez avec l'autre jambe. À chaque coup de pied, chantez HAR, en frappant le palais avec le bout de la langue sur chaque son « R ». Le rythme est rapide : faites un coup de pied par seconde pendant 3 min.

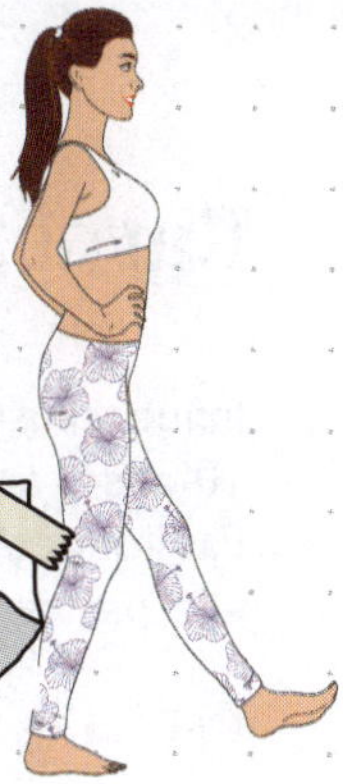

Musique recommandée : *Har* d'Amanbir Singh et Ferenz Kallos.

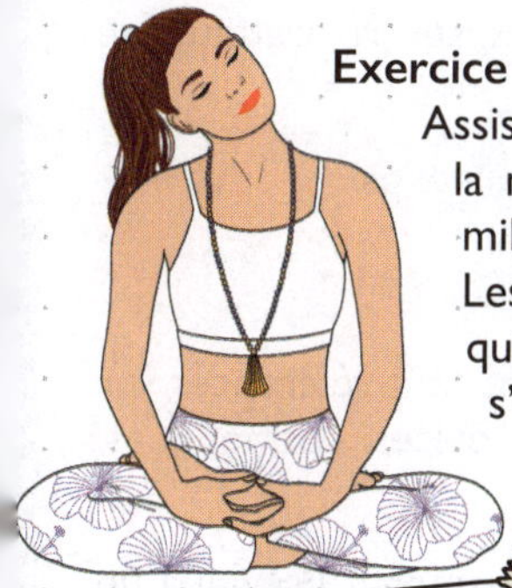

Exercice 8 : ma méditation de la dixième porte

Assise en posture de lotus ou de demi-lotus, la main droite est posée dans la main gauche, les pouces sont en contact. Les mains sont placées au milieu des cuisses, les paumes tournées face au ciel.

Les yeux sont fermés, le regard est dirigé vers le haut, vers le 7ᵉ chakra qui correspond à la 10ᵉ porte en kundalini yoga (la porte de l'esprit qui s'ouvre afin que la lumière de l´âme puisse diffuser ses rayons dans l'univers).

Mantra : prononcez mentalement le mantra *Har Har Mukanday* (qui signifie : « relié l'aspect créatif de l'infini à la libération de soi ») durant 11 à 31 min.

Har Har : tirez le nombril vers l'arrière.

Mukanday : gardez le nombril tiré vers l'arrière, pressez le bout de la langue vers le palais.

Musique recommandée : *Har Har Mukanday* de Singh Kaur tiré de l'album *Crimson Series.*

Plongez au plus profond de cette méditation. Ressentez votre infinitude, vous êtes au-delà du temps, de l'espace, dans une sérénité totale.

Carnet d'adresses

Influenceuse et professeure de kundalini yoga, Ombeline de Louvigny a été journaliste pendant 10 ans à la télévision et dans la presse écrite.
Passionnée de développement personnel et spirituel, de yoga, de bien-être et de nutrition, elle partage ses astuces feel good, ses super adresses et bons plans healthy.

Les sites de l'auteur

Son blog bien-être sur lequel vous trouverez de nombreux articles sur la pratique du kundalini yoga : www.ombelinetips.com

Son compte Instagram où elle partage son lifestyle de yogi : @ombelinetips

Sites de référence

Satnam, tous les principaux ouvrages et musiques utiles à l'enseignement sont référencés sur ce site. Mais aussi une large gamme de produits ayurvédiques : tisanes, épices, cosmétiques, soins dentaires, huiles de massages : www.satnam.de/fr

3ho, Happy, healthy, holy, le site de l'organisation fondée par Yogi Bhajan en 1969 qui a un siège aux Nations unies. Vous y trouverez de nombreuses méditations et kriyas, des recettes pour booster votre système immunitaire, la lecture numérologique tantrique gratuite de votre date de naissance : www.3ho.org

FFKY, le site de la Fédération française de kundalini yoga. De nombreux professeurs certifiés en kundalini yoga (tel que l'a enseigné Yogi Bhajan) sont référencés sur le site. Vous en trouverez probablement un proche de chez vous : https://ffky.fr

Tenues et accessoires de yogini

Yoga searcher, pour un legging, une brassière, un sweat tout doux... en matières écoresponsables (fibres naturelles : coton, lin, bambou). Cette marque issue du sud-ouest de la France propose une belle sélection de tenues blanches : www.yogasearcher.com/fr

Lululemon, un legging de la marque canadienne qu'on ne présente plus, une véritable seconde peau que vous garderez longtemps : https://fr.shop.lululemon.com

Kind Legging, la ligne d'activewear solidaire et sociale : https://kind. yoga

Jade yoga, un tapis écologique qui se plie, se glisse dans n'importe quel sac ou valise et avec lequel on peut voyager jusqu'au bout du monde. La marque plante un arbre pour chaque produit vendu : https://www.jadeyoga.eu

Baya, cette marque offre un large choix de tapis et d'accessoires aux motifs colorés et sympas : www.baya-france.com/fr

Cours de kundalini yoga en ligne

RAMA TV, la chaîne dédiée au kundalini yoga. Retrouvez en ligne les cours de Guru Jagat, l'Américaine qui a su populariser le kundalini yoga en donnant à la pratique une image à la fois moderne et sexy : https://rama-tv.com

Yoga Connect, plus de 400 vidéos et 20 styles de yoga différents dont le kundalini : ww.myyogaconnect.com

Retraites de yoga, ateliers et voyages

Les amazones parisiennes, des retraites ou réunions-ateliers cercles de femmes, make-up ancestral, lithothérapie, méditation sonore : www.lesamazonesparisiennes.com

Le Yogascope propose des voyages autour du yoga et de la méditation partout en France et en Europe : https://www.leyogascope.com

Namastrip, créateurs de retraites yogiques et bien-être en France et à l'étranger : https://namastrip-retreats.com

Bibliographie

The Aquarian Teacher, Yogi Bhajan, éditions KRI.
Psychologie du yoga de la kundalini, Carl Gustav Jung, éditions Albin Michel.
La Méditation kundalini, Kathryn McCusker, éditions Le Courrier du Livre.
Kundalini yoga, Guru Dharam Singh Khalsa & Darryl O'Keeffe, éditions Le Courrier du Livre.
Yoga kundalini. Pour une vie invincible, Guru Jagat, éditions First.
Bible du Yoga, B.K.S Iyengar, éditions J'ai lu.

Remerciements

Kirpal Singh et Ishwara Kaur, fondateurs et directeurs de l'école d'enseignement Ik Saran Dhian, qui m'ont guidée mieux que personne sur ce chemin de transformation qu'est le yoga kundalini.

Juliette Collonge, pour la relecture patiente de cet ouvrage, ses interventions et son aide précieuse sur le travail de réécriture de certaines parties.

Mes élèves, avec qui je partage toutes les semaines les enseignements yogiques du kundalini.

Véronique Reimonenq, professeure de yoga à Paris, avec qui j'ai découvert le kundalini et qui a su me transmettre l'enseignement de cette pratique avec passion.

Danièle Mutelet, qui encadre des jeûneurs dans le sud de la France, au sein de son centre de jeûne et de randonnée Renaissance. Le jeûne a été ma première étape vers de nombreuses prises de conscience et vers ma transformation pour une vie plus spirituelle.

Toutes les personnes que j'ai pu croiser sur ma route et qui ont été une source d'inspiration ou des guides vers une vie yogique.

Et enfin, Yogi Bhajan, qui a dédié sa vie à la transmission des enseignements du yoga kundalini et à son rayonnement.

LES BEAUTIFUL GIRLS, C'EST TOUTE UNE COMMUNAUTÉ !
Retrouvez plein de bonus, de conseils feel good, des recettes, des trainings, et des actus tendance **MADE BY MON CAHIER !**

Un lieu rien que pour vous :
http://mylifeisbeautiful.fr/

Une communauté de filles stylées :
VOUS DÉCHIREZ
mylifeisbeautiful.fr mylifeisbeautiful.fr

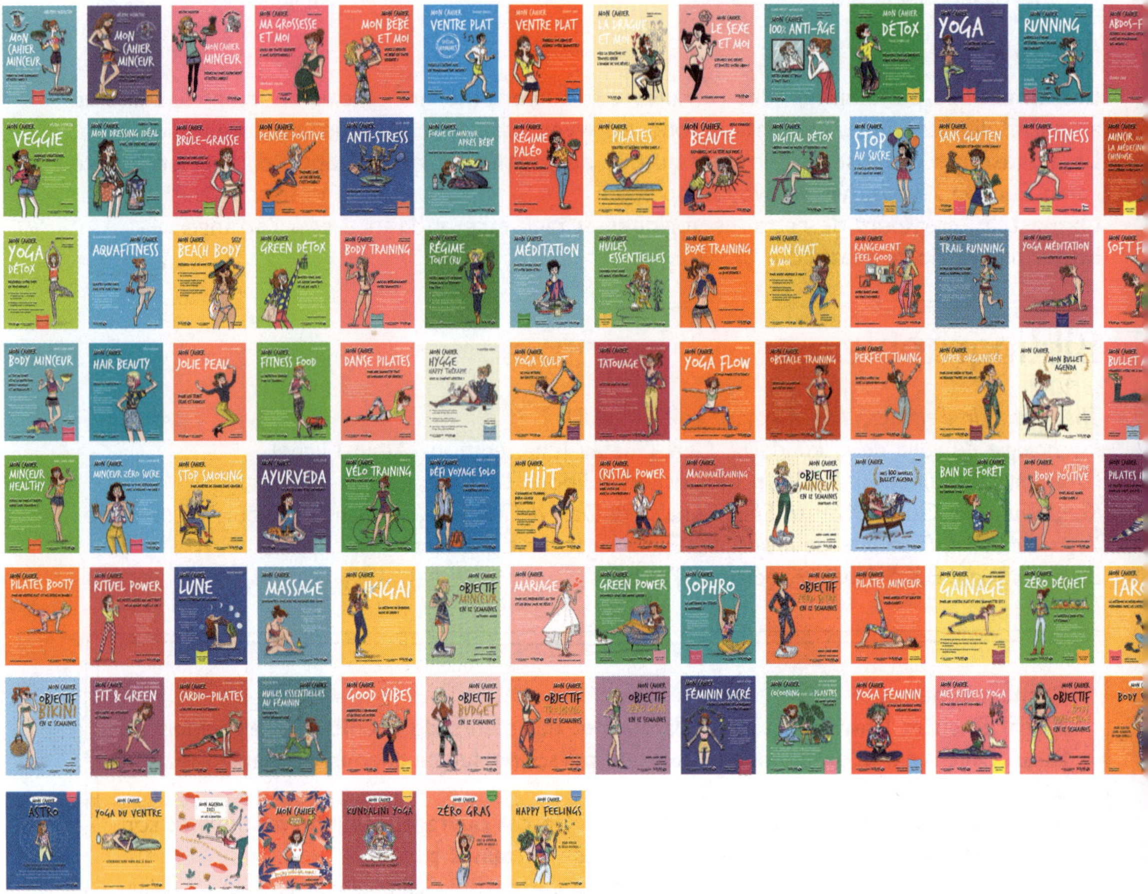

Direction : Jean-Louis Hocq
Direction éditoriale : Marion Guillemet-Bigeard
Directrice de collection : Juliette Collonge
Édition : Gwladys Greusard
Conception et mise en couleur de la couverture : Stéphanie Brepson
Rabats : Sophie Delannoy
Correction : Christine Cameau
Mise en pages : Nord Compo
Fabrication : Laurence Duboscq

ISBN : 978-2-263-15608-3 – Code éditeur : S15608P/02
Dépôt légal : octobre 2020

Imprimé en France par Clerc
94, rue de la Brasserie, 18200 Saint-Amand-Montrond

Solar, un département d'Édi 8
92, avenue de France,
75013 Paris

FSC MIXTE Papier issu de sources responsables FSC® C003309 www.fsc.org

SolarEditions
solar_editions
mylifeisbeautiful.fr
mylifeisbeautiful.fr